柳少逸医案选

柳少逸 著

U0273643

中国中医药出版社
·北 京·

图书在版编目（CIP）数据

柳少逸医案选/柳少逸著．—北京：中国中医药出版社，
2015.1（2019.11重印）
ISBN 978－7－5132－2101－6

Ⅰ．①柳… Ⅱ．①柳… Ⅲ．①医案－汇编－中国－现代
Ⅳ．①R249.7

中国版本图书馆 CIP 数据核字（2014）第 247129 号

中 国 中 医 药 出 版 社 出 版
北京经济技术开发区科创十三街31号院二区8号楼
邮政编码 100176
传真 010 64405750
山东润声印务有限公司印刷
各地新华书店经销

*

开本 880×1230 1/32 印张 7 字数 167 千字
2015 年 1 月第 1 版 2019 年 11 月第 2 次印刷
书 号 ISBN 978－7－5132－2101－6

*

定价 20.00 元
网址 www.cptcm.com

如有印装质量问题请与本社出版部调换（010 64405510）
版权专有 侵权必究
社长热线 010 64405720
购书热线 010 64065415 010 64065413
微信服务号 zgzyycbs
书店网址 csln.net/qksd/
官方微博 http://e.weibo.com/cptcm
淘宝天猫网址 http://zgzyycbs.tmall.com

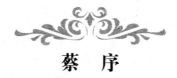

蔡 序

　　中医学术水平的提高，是中医事业发展的根本所在。所以山东中医学科的建设和中医学术的状况，一直是我关注的问题之一。在20世纪80年代初，山东中医学会第一次代表大会期间，在浏览论文目录时，见到有"五运六气学说浅谈"和"运气学说渊源及其在《内经》中的地位"两篇文章，论文的作者为烟台市莱阳中心医院的柳少逸大夫，甚奇之，一位从事临床工作的中医大夫，不但在临床上有所建树，竟对《内经》及深奥的五运六气学说有此既深且广的研究，实属少见。当我与邹平县中医院李明忠院长谈及此事时，巧的是他们是相知多年的学友。明忠院长告云："少逸大夫是我们学校1964年级成教的同学，但更属60年代'名师带高徒'中医政策实施下成才的一名大夫。"接着明忠院长如数家珍地讲述了少逸大夫的学术渊源和建树。

　　我和柳少逸大夫认识，是在1982年的中医急症学术研讨会上。他给人的第一印象是敦厚志凝。会间我曾组织了一次小型座谈会，内容是"振兴中医"的话题。大家一致认为，要解决中医"乏人""乏术"的问题，人才培养是关键。少逸大夫作为综合医院的中医代表，作重点发言。他以"从古今名医简析谈中医人才的知识结构""从中医学的结构谈黄元御的医学成就"为题，从群体到个体，由共性到个性，表述了历代医家的知识结构、医学成就、成才的基础和道路，阐明了中医学的知识结构，以及中国传统文化对中医药学的深刻影响和中医学的文化意义，说明了医学巨匠"文是基础医是楼"的知识结构中"文"的重要性。接着直点主题，认为中医人才的培养及中医学术的传承，当是有序的传承。"法于阴阳，和于术数"，是《内经》的核心理论部分，而"形与神俱"，是《内经》中医学的终极目的。《内经》是由医道、医术、医学（狭义的医学部分）三个层次组成，从而形成了"天人相应的整体观""形神统一的生命观"和"太极思维的辨证观"的《内经》中医学思想。近代医家重于发挥狭义的医学，而轻于研究医道和医术，尤其是近一百多年来，由于西方生物医学模式的冲击，严重地影响了中医学医道、医术层次的研究和发展，中医学亦越来越呈技术化的倾向，从而导致了中医学术的异化，亦必然抽空了中医学的核心内涵，这是目前中医乏人、乏术的症结所在。什么叫有序传承？就是传承要有根柢！何为根柢！即今天所讲的要有四大经典的根基。他引用清·程芝田《医学心传》语解之："根柢者何？即《灵枢》、《素问》、《神农本草经》、《难经》、《金匮要略》、仲景《伤寒论》是也。"他补充说明：重视医学经典的学习，不是"厚古薄今"。他继而用清·刘奎之论解之："无岐黄而根柢不植，无仲景而法方不立，无诸名家而千病万端药证不备。"一番言谈，彰显了其深厚的中医文化和中医基础理论的底蕴，这与他家学师承的学术渊薮有关。这时他给大家的印象是一位具有深厚中医传统文化底蕴，立足于临床，并进行中医学术研究的人。

正是以其深厚的中医理论底蕴和坚实的临床基础，在全国率先开展了"中医文化学"的探讨，他主持召开了"山东中医药学会中医文化学学术研讨会"，并当选为首届中华中医药学会中医文化分会理事，首届山东省中医药学会肾病专业委员会委员、心脑病专业委员会委员、中医多学科研究专业委员会委员。作为山东中医药学会半岛中医药研究会及中青年中医读书会的会长，曾主持召开十二次学术例会。受山东中医药学会的委托主持召开了十次专题学术研究会，为中医药学术的发展，做了大量有益的工作。

　　甲午孟春，我与家人去胶东省亲，途径莱阳，少逸大夫告云：应中国中医药出版社肖培新主任之约，编撰《柳少逸医论医话选》《柳少逸医案选》。现已成编，邀我为之序，前者多选自其经年之论文，后者为其临床治验之体会，后者为彰显"读仲景之书，察其理，辨后世之方而明其用"，所选之医案，多系其运用仲景方及其类方治今病之验案，而应用"时方"之验案多不入选，示人"以古方为规矩，合今病之变通"，深感其用心良苦！

　　返济后，阅其书稿，感慨万千！对少逸大夫的学术渊源及学术成就的笔述，非矜其医学之建树，而讲述的是一位中医大夫的成才之路和一种中医的传承模式，即少逸大夫所讲的"世医的知识结构和中医学术的有序传承规迹"。是为序。

山东省中医药管理局原局长　蔡剑前

2014 年 5 月于济南

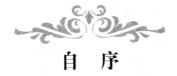

自 序

习医之初，家父吉忱公即以清·黄元御"理必《内经》，法必仲景，药必《本草》"之言训导我，认为此乃万世医门之规矩准绳也，后之欲为方圆平直者，必深究博览之。一部《伤寒论》，书中三百九十七条，一百一十三方，每日必须背诵一遍，从不间断。而《内经》《难经》《神农本草经》《温病条辨》，也要熟读能详。就一部《伤寒论》而言，是在余熟背如流后，方授课说难。递次讲授成无己《注解伤寒论》、柯琴《伤寒来苏集》、尤在泾《伤寒贯珠集》、恽铁樵《伤寒论辑义按》。让余从《伤寒论》六经辨证说理间，潜移默化地感悟其辨证论治大法，家父称之为"神读"。其后又让余研读许宏《金镜内台方议》、任应秋《伤寒论语释》，意在运用经方时，能深究博览，探其奥蕴，以明仲景立方之旨。由于家父重视余对四大经典的学习，从而使四大经典成为余一生学以致用之根基。

《礼记·曲礼》云："医不三世，不服其药。"唐·孔颖达《礼记正义》注云："三世者，一曰《黄帝针灸》；二曰《神农本草》；三曰《素女脉决》，又云《夫子脉决》。"《素问》古称《素女脉决》，《灵枢》古称《黄帝针经》《针经》。明·宋濂尝云："古之医师，必通三世之书，所谓三世者，一曰《针灸》，二曰《神农本草经》，三曰《素女脉决》。《脉决》所以察证，《本草》所以辨药，《针灸》所以祛疾，非是三者不可以言医。"《黄帝内经》之所以流传至今，说明了其乃医理之总汇，临证之极则，此不废江河万古流也，故元·罗天益有"凡学医之道，不看《内经》，不求病源，妄意病证，又执其方，此皆背本趋末之务"之论。《内经》的成编，确立了中医学的理论体系，为中国数千年来的医学发展奠定了坚实的理论基础，故后世有"医家之宗"之誉。清·陈修园《时方歌括·序》云："医者三：贯通《灵》《素》及仲景诸经之旨，药到病瘳，曰名医；讲究唐宋以后方书，按症施治，功多过少，曰时医；剽掠前医，套袭模棱，以文其过，迎合而得其名，曰市医。"此处的"名医"，当为"世医""明医"。此即陈宗锜《医学探源》"汝辈当为'明医'，精通医理，勿尚'名医'"之谓。由此可知，世医的医学知识结构，在中医临床中的重要作用。

　　《伤寒杂病论》是张仲景在《内经》《难经》《神农本草经》《汤液经法》等古医经的基础上，结合前人和自己的临床实践而成其书。在那个时期，《灵枢》称为"九卷"，《难经》称"八十一难"，而《阴阳大论》等古医籍现已佚失，但其内容仍保留在《内经》之中。诚如宋·孙奇、林亿等校订《伤寒论》序中云："伤寒论，盖祖述大圣人之意，诸家莫其伦拟，故晋·皇甫谧序《甲乙针经》云：'伊尹以元圣之才，撰用神农本草，以为汤液，汉·张仲景论广汤液为十数卷，用之多验；近世太医令王叔和，撰次仲景遗论甚精，皆可施用。'是仲景本伊尹之法，伊尹本神农之经，得不谓祖述大圣之意乎。"清·张璐《张氏医通》引用书目中记有《伊尹汤液》，在卷十六中有"夫字有字母，方有方祖，自《伊尹汤液》，一脉相传"。上述之《伊尹汤液》当为古医籍《汤液经法》，由此可见，伊尹根据《本草经》的知识，创立了《汤液经法》，而仲景继承了伊尹《汤液经法》的经验，广验于临床，从而发展了药物学。仲景根据《素问·热论》的六经分证，创造性地把外感疾病错综复杂的证候，总结成为六经辨证，严密地将理、法、方、药一线贯穿，有效地指导着外感热病及杂病的辨证论治，从而奠定了辨证论治体系的基础，为后世医学的发展做出了极其重要的贡献，被后世称为"医圣"。而《伤寒杂病论》诸方，被誉为"古今方书之祖"，对此，元·罗天益在《卫生宝鉴》中有"昔有圣人，垂好生之德，著《本草》，作《内经》，仲景而行之以立方，号群方之祖。后之学者，以仲景之心为心，庶得制方之旨"的盛誉。由此可见，从《内经》等古医籍的传世，到张仲景《伤寒杂病论》的问世，及后世医籍的形成，是沿着一条有序的"世医"传承规律和模式，而"世医"的中医学知识结构和内容，是中医学术发展的根本所在。

《伤寒论》主论风寒，兼论杂病，通过伤寒与杂病的具体情况阐述其辨证论治体系，即伤寒与杂病共用的辨证方法，此即柯韵伯所言："盖伤寒之外皆杂病，病不能脱六经，故立六经而分司之。""扶阳气""存阴液"是《伤寒论》六经辨证的核心，是以祛邪与扶正两大法门来实施的。因此只有结合临床实践，参以现代研究成果，进行多学科、多方位的综合研究，才能继往开来，拓展《伤寒论》博大精深的辨证论治体系和辩证法思想。

《潜夫论》云："凡治病，必先知脉之虚实，气之所结，然后为之方。"此约言方者，药方也。《诗·大雅》云："万邦之方，下民之王。"毛传注云："方，则也。"《易·系辞》云："方以类聚，物以群分。"孔颖达疏云："方，道也。方谓法术性行。"故广而言之，方者，法度、准则也，又义理、道理也。明·李士材《伤寒括要》有"方者，定而不可易者也；法者，活而不可拘者也。非法无以善其方，非方无以疗其症"的论述。清·吴谦《医宗金鉴》尚有"方者一定之法，法者不定之方也。古人之方，即古人之法寓焉。立一方必有一方之精意存于其中，不求其精意而徒执其方，是执方而昧法也"

的记载。故"方因法立，法就方施"，乃仲景临证组方之内涵，从而印证了方剂学是阐明治法与方剂基本知识以及临床应用规律的一门基础学科。

清·宝辉云："方有膏丹丸散煎饮汤渍之名，各有取义。膏取其润，丹取其灵，丸取其缓，散取其急，煎取其下达，饮取其中和，汤取其味，以荡涤邪气，渍取其气，以留连病所。"仲景立方定法，开古今之医门先河，变化无穷。它如《伤寒论》中有众多剂型、服药法和服药时间，仍当遵之，不可率意弃之。对此，清·张睿《医学阶梯》云："仲景用药，尽得岐伯心法，不在词语，而在用意，意到法到，法到则方无所不到，故往往不时拘汤而用者，有时散药而行之，有时随意数味而成方者，有时一定几味而成剂者，有时不在药而在分两者，有时不重汤而重引者，有时不重汤引而重煎煮者，有时一服不应以致数服者，有时本剂误服而以他剂救之者，有时凉药而热饮者，有时热药而冷投者，有时因药而取名者，有时因名而取义者，而心方心法，搜求莫尽。"是故，《伤寒论》一百一十三方，"药方也"；论中三百九十七法，乃"则也""道也"。临证所用，当"参用所病之源以为其制耳"。

余曾对五版教材《方剂学》作了粗略的统计：入选方剂共422首，来源于101部古医籍。其中《伤寒论》方有50首，《金匮要略》方有38首，合计仲景方共88首，约占该教材方剂总数的十分之三，从中亦可见《伤寒杂病论》之方在现代中医方剂学中的地位。然"执古方不能治今病，读医经不如多临证"之世风日下，"不谙经方奥蕴，徒创新说一博虚名"之陋习盛行，故重视"世医"知识结构的研究，强调中医学的有序传承，或许对解决中医"乏人""乏术"局面有所裨益。

"勤求古训，博采众方"是医圣张仲景成才之路，此当被学研岐黄之术者奉为圭臬。"书宜多读，谓博览群书，可以长见识也，第要有根柢，根柢者何？即《灵枢》、《素问》、《神农本草》、《难经》、《金匮》、仲景《伤寒论》是也。"此清·程芝田《医学心传·读书先要根》中之语。医学之根柢即今天所讲的要有四大经典之根基。当然学研医学经典著作不是厚古薄今，对此历代先贤曾有真知卓识。如清·刘奎谓："无岐黄而根柢不植，无仲景而法方不立，无诸名家而千病万端药证不备。"清·王孟英认为："仅读仲景书，不读圣贤书，譬之井田封建，周礼周官，不足以治汉唐之天下也。仅读圣贤书，不读仲景书，譬之五言七律，昆体宫词，不可代三百之雅颂也。"故而今天学习经方，旨在弘扬古代医学精华，汲取今人之成果，临证通变，提高临床疗效，这是现代医家的重要使命。

夫涉山必历层磴，登屋必借高梯。欲明《内》《难》《伤寒》《金匮》《脉经》《本草》之旨，必读先贤之书，此即"非博不能通，非通不能精，非精不能专，必精而专，始能由博返约"之谓也。余崇尚经方，博及时方，读仲景之书而察其理，辨后世之方而明其用，潜心钻研，广验于临床，力求立方各有其旨，用方必求其药。也正如清·吴仪洛所云："夫医家之要，莫先于明理，其次则在辨证，其次则在用药。理不明，证于何辨，证不辨，药于何用？"故而或经方或时方的应用，均重在辨证明理。

甲午孟春，应中国中医药出版社肖培新主任之约，编撰《柳少逸医案选》。余虽然临床心得写得不少，然要拿出一本医案集，却真有点犯难！余从事临床工作半个多世纪，虽说经年所积之验案甚多，然选何案入集，而本医案的编撰思路又是什么，余一时沉于困惑之中。时逸人曾云："业医难，教人习医则更难，著医书而教人习医，尤为难乎其难。"今天余深感撰医案而教人习医，乃难中之难也。医案，《史记》中称为"诊籍"，是医者诊治疾病的真实记录。明人有"医之有案，如弈者之谱，可按而复也"的形象比喻。清·陆九芝在《世补斋医书》中尝云："案者，断也，必能断，乃可云案；方者，法也，必有法，乃可有方。"由此可见，一篇好的医案，当见其辨证之缜密，理法方药之精当，示人以触类旁通，举一反三之法门。清·徐大椿《医学源流论》云："凡人所苦，谓之病。"又云："凡一病必有数症，有病同症异者，有症同病异者，有症与病相因者，有症与病不相因者。盖合之则曰病，分之则曰症。"故而"同病异治""异病同治"是在辨证论治原则指导下的治疗法则，临证以"识异同"作为辨证手段，使辨病与辨证有机结合，从而达到治疗目的。此编撰医案集，示人以规矩，一难矣！清·周岩《本草思辨录》云："人知辨证之难甚于辨药，熟知方之不效，由于不识证者半，由于不识药者亦半，证治矣，而药不当，非特不效，抑且贻害。"故用药之法，有是病必用是药。此即"辨本草者医学之始基，实致知之止境"之谓也。此编撰医案集，示人以规矩，二难矣。清·赵晴初《存存斋医话稿》云："论药则得一药之功能，论方则观众药之辅相，凡药皆然。"故从单药单方到复方的发展，是药物治疗学上的一个飞跃。方剂是在辨证的基础上，按组方原则，选择切合病情的药物，定出适当的分量，制成一定的剂型，配伍而成。它的组成，不是药量的堆砌，也不是同类药物的罗列及同类药的相加，而是以主、辅、佐、使相辅相成而成。故"所谓方者，谓支配方法度也；所谓剂者，谓兼定其分量标准也。"此编撰医案集，示人以规矩，三难矣！

　　清·徐大椿《医学源流论》云："古圣人之立方，不过四五味而止。审其药性，至精至当。其察病情，至真至确。方中所用之药，必准对其病，而无毫发之差，无一味泛用之药，且能以一药兼治数症，故其药味虽少，而无症不赅。后世之人，果能审其人之病，与古方所治之病无少异，则全用古方之治，无不效。"蔡陆仙《中国医药汇海》云："经方者，即古圣发明，有法则，有定例，为治疗之规矩准绳，可作后人通常应用，而不能越出其范围，足堪师取之方也。"故"以古方为规矩，合今病而变通"，验于临床，此"理必《内经》，法必仲景，药必《本经》"之谓也。此乃执古方治今病及撰此类医案集之难也。

余思索再三，为彰显"读仲景之书，察其理，辨后世之方而明其用"，故本集所选之医案，多系余运用仲景方及其类方治今病之验案。"按语"一节亦彰显"理必《内经》，法必仲景，药必《本经》"的"世医"知识结构和学术思想内涵。于是形成了选案结集的主题。清·沈金鳌《杂病源流犀烛·自序》云："医系人之生死，凡治一症，构一方，用一药，在立法著书者，非要于至精至当，则贻误后世，被其害者必多。"此即"医之道最微，微则不能不深究；医之方最广，广则不能不小心"之谓也。故余殚厥心力，躬身力行而撰之。余不敏，且医之根柢薄植，故本医案集仅具引玉之资。

本书所选之验案，时间跨越半个世纪，就其当时之实录，略加整理，故其文体亦为原录，以求原貌。

柳少逸
甲午仲春于三余书屋

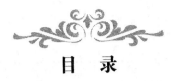

目 录

1. 感冒

麻黄汤证案

冯某，男，56岁。1969年12月6日初诊。

寒冬在果园整枝，因劳累甚，而感受风寒，当晚即发高热，体温达39.7℃，恶风寒，发热，头痛，身痛，腰痛，骨节疼痛，无汗而伴咳喘。舌苔薄白，脉浮紧有力。

诊断：伤寒感冒。

辨证：外感风寒，毛窍闭塞，肺气不宣，营卫失和。

治法：疏风散寒，宣发肺气，调和营卫。

方药：麻黄汤加味。

麻黄12g，桂枝10g，杏仁10g，羌活10g，防风6g，炙甘草6g，水煎服。1剂。

服药后，温覆衣被，须臾，通身出汗而解。

再予桂枝二麻黄一汤2剂善后。

桂枝12g，制白芍12g，麻黄6g，杏仁10g，防风10g，炙甘草6g，大枣10g，生姜10g，水煎温服。

三日后，病人欣然相告病已痊愈。

按语：本案患者，外感风寒，伤寒麻黄汤证之恶寒、发热、头痛、身痛、腰痛、骨节疼痛、无汗而喘八个临床症状均存，故主以麻黄汤辛温解表，宣肺平喘。1剂后汗出而通身之痛均减，此时邪气已微，非麻黄汤证可峻汗者，又非桂枝汤所能除者，证为介乎表实、表虚之间之太阳病轻证，故合二方之药，药量略有增减，解表不伤正，调和营卫不留邪，故 2 剂而告病愈。

"伤寒之病，不外六经，欲明六经，当知其要。要者何？定其名，分其经，审其证，察其脉，识阴阳，明表里，度虚实，知标本者是也。"此乃叶天士《医效秘传·要书说》之论也。此亦余治伤寒、用经方之圭臬也。

柴胡桂枝汤证案

于某，男，42 岁。1972 年 9 月 13 日初诊。

感冒发热 3 天。现寒热交作，头痛目眩，四肢酸楚，心烦恶心，胃脘痞满，不思饮食，口干，舌淡红，苔白，脉弦。

诊断：伤风感冒。

辨证：外感风寒，营卫失和，邪犯少阳。

治法：解肌和营，调达气机，和解表里。

方药：柴桂汤化裁。

柴胡 20g，黄芩 10g，桂枝 12g，白芍 12g，党参 10g，姜半夏 10g，白芷 10g，炙甘草 10g，生姜 10g，大枣 10g。水煎服。

药服 2 剂，汗出热息，诸症悉除。以原方去白芷，柴胡减半量，予 2 剂善后。

按语：《伤寒论》云："伤寒六七日，发热，微恶寒，肢节烦痛，微呕，心下支结，外证未去者，柴胡桂枝汤主之。"本案病人，柴胡桂枝汤证具，故用之而收效于预期。方由小柴胡汤、桂枝汤组成。盖因患者"血弱气尽，邪气因入，与正气相搏，结于胁下"，故以小柴胡汤调达枢机，和解表里；而桂枝汤《伤寒论》列为调和营卫之剂，外证得之而解肌腠经络之邪，内证得之而补五脏之虚羸。柴桂汤药简力宏，于是 2 剂药后，而病臻痊愈。

桂枝新加汤证案

吕某，女，62 岁。1974 年 12 月 27 日初诊。

素体阳虚，值"流感"肆行，感而发热，服扑热息痛，虽汗出，邪仍不解，恶风，发热，汗出，身楚体痛，咳嗽，咯痰无力，舌苔淡白，脉浮无力。

诊断：气虚感冒。

辨证：感受外邪，卫气不固。

治法：调和营卫，益气解表。

方药：桂枝新加汤加味。

桂枝 10g，制白芍 15g，红参 10g，防风 10g，炙甘草 10g，大枣 10g，生姜 15g，水煎服。

3 剂后，恶风、发热、咳嗽诸症若失，续服 3 剂痊愈。

按语：时值隆冬，感受风寒，因素体阳虚，发汗后，邪痹于外，营虚于内，经脉失濡，而身痛不除。故本案取桂枝新加汤调和营卫，通行气血，安和五脏，而病臻痊愈。方中重用芍药以滋阴血、敛汗液，生姜协桂以宣通衰微之阳气，人参补汗后之虚，扶耗散之元气，故名桂枝新加汤，以奏调和营卫、益气解表之功。芍药，古称"将离"，《神农本草经》谓其治"邪气腹痛，除血痹，破坚积"。

清脾饮证案

闫某，女，46 岁。1991 年 9 月 6 日初诊。

身热，恶风，汗少，身体重痛，微咳，热多寒少，胸胁苦满，心烦喜呕，口干不欲饮，口中黏腻，舌苔薄黄而腻，脉数微弦。

诊断：暑令感冒。

辨证：邪郁少阳，湿热蕴结中焦。

治法：和解少阳，清热化湿。

方药：清脾饮加减。

柴胡12g，黄芩10g，青皮10g，制半夏10g，厚朴10g，草果6g，炒白术12g，茯苓12g，藿香10g，罗勒10g，甘草6g，生姜3片。水煎，去渣再煎，温服。

服药5剂，病臻痊愈。

按语：暑令感冒，多暑邪夹湿，故治当清暑祛湿解表。1991年辛未岁，岁水不及，土气乘水，故病身重，肿满。水郁至极而发，民病客心痛，痞坚，腹满。太阴湿土司天，太阳寒水在泉。湿气下临，肾气上从，其病心下痞痛，时害于食。9月6日，为四之气，太阴湿土，少阳相火相加，则病腠理热，心腹胀满。故患感冒必见暑湿诸候，治当取清热化湿之剂。方用《济生方》之清脾饮，以除司天太阴湿土下临之湿气，及岁水不及，土气乘水之土壅，而致身重肿满症。方中寓小柴胡汤，清少阳而顾及于脾，故名清脾饮，专于和解，以治寒热之候，又主调达枢机以除柴胡证；青皮疏肝和胃以解脉之弦数；厚朴宽中以除胃中之积滞；草果化浊以消壅；苓、术实脾土以扶正。因热多寒少，故去人参以增强该方寒凉之性。诸药合用，则少阳郁结之湿热可除，而病臻痊愈。

人参败毒散证案

张某，男，28岁。1988年11月16日初诊。

患粒细胞减少症3年。经常反复患外感病，全身乏力，精神不振，面色黄白，自汗，易疲劳。于3天前又感冒，发冷发热，头痛，肢节酸痛，咽部肿痛。查白细胞3×10^9/L，中性粒细胞42%，淋巴细胞58%。脉细数，舌淡苔白。

诊断：气虚感冒。

辨证：正气亏虚，外邪袭表。

治法：补益元气，解表散邪。

方药：人参败毒散加味。

人参 10g，茯苓 15g，前胡 12g，柴胡 20g，桔梗 12g，枳壳 12g，羌活 12g，独活 12g，川芎 12g，薄荷 6g，黄芪 30g，甘草 10g，生姜 10g，大枣 10g。

水煎去渣再煎，温服，每日 1 剂，分 2 次服。

上方服 5 剂，外感已解。为巩固疗效，柴胡、羌活、独活药减半量，续服。

再服 5 剂，复查白细胞 4.2×10^9/L，中性粒细胞 54%，淋巴细胞 46%。患者自谓白细胞从未达到此值，甚喜，原方去羌独活，继服 10 剂，再查白细胞计数与分类：白细胞 5.2×10^9/L，中性粒细胞 64%，诸如头晕、乏力、易疲劳等症皆消。取原方 1 剂，研末，每次 10g，每日 3 次，开水冲服，以巩固疗效。服药半年余，白细胞一直未低于 6×10^9/L，病告痊愈。

按语：本案患者，实属虚劳形体，气虚发热之证，又每因小感风寒而见发冷、发热、头痛、肢节酸痛、咽部肿痛等症，故属气虚感冒范畴，治当益元扶正，兼以解表散邪。人参败毒散，方出《小儿药证直诀》，为益气扶正解表剂。其功"培其正气，败其邪毒"，故有其名。方由小柴胡汤去苦寒之黄芩、温燥之半夏、甘味壅气之大枣，加入诸多解表药而成。其立方之妙，全在人参一味，人参性禀中和，不寒不燥，善补脾肺之气，为大补元气之品，故为治虚劳内伤之第一要药。本方冠以人参，"力致开合，始则鼓舞羌、独、柴、前各走其经，而与热毒分解之门，继而调御津精血气，各守其乡，以断邪气复入之路。"与桂枝汤中芍药护营之意无异，故能协济表药以成功。综观全方，羌活理太阳之流风，独活理少阴之伏风，兼能除湿去痛；川芎、柴胡和血升清；枳壳、前胡利湿消气；甘、桔、参、苓，清肺利咽强胃。主以人参者，扶正以匡邪也。

2. 发　热

白虎汤证案

侯某，男，7 岁。1967 年 8 月 11 日初诊。

患流行性乙型脑炎，入院传染病房。时值盛夏，"乙脑"流行，均行中西医结合治疗，中医治疗由余负责，患儿患病 2 月，高热不退，可达 40℃ 以上，头痛较剧，呕吐频繁，烦躁不安，时出现意识障碍，由昏睡至昏迷，不同程度肢体抽搐，舌赤，苔黄腻，脉滑数。

辨证：邪在气分，邪热炽盛，津液被劫，高热不退；营血灼伤，邪陷心包，上扰神明，故神志不清；热邪灼津，肝阴亏损，风动致痉，而见抽搐。

治法：清热解毒，凉血养阴，息风止搐。

方药：白虎汤合清瘟败毒饮加减。

知母 15g，生石膏 60g（先煎），粳米 30g，栀子 10g，黄芩 6g，连翘 10g，丹皮 10g，赤芍 10g，竹叶 6g，元参 10g，桔梗 10g，蝉衣 6g，犀角 1g（研冲），水煎服。

服药 1 剂，高热、惊厥息。续服 3 剂，诸症豁然若失，上方去犀角，继服 6 剂，病臻痊愈。

按语：流行性乙型脑炎，简称"乙脑"，是由乙脑病毒所致的中枢神经系统急性传染病。经由蚊虫媒介传播，有严格的季节性，流行于 7~9 月间，以 10 岁以下小儿多见，临床起病急，以高热、头痛、呕吐、嗜睡或昏迷为特点。本病属中医温病中"暑温""湿温""伏暑"范围，中医按其证有卫气营血之辨证施治法。本案属邪在气分，故予白虎汤合清瘟败毒饮而病愈。

小柴胡汤证案

衣某，女，39 岁。1976 年 8 月 20 日初诊。

夏季务农，适经期冒雨，遂经行停止。翌日发寒热，家人作感冒汗之。白天尚可，但感胸胁苦满，口苦微干。入夜复作寒热往来，神昏谵语，历时月余未解。舌红，苔白，脉弦细。查血常规无异常。

辨证：热入血室，故症如疟状，发作有时。

治法：和解少阳。

方药：小柴胡汤加减。

柴胡 15g，黄芩 10g，红参 6g，丹皮 12g，炙鳖甲 10g，生地 15g，焦栀子 10g，桃仁 10g，红花 10g，当归 10g，炙甘草 6g，生姜 10g，大枣 10g。水煎服。每日 1 剂，分两次服。

6 剂而愈。

按语：《伤寒论》云："妇人中风七八日，续得寒热，发作有时，适经水断者，此为热入血室，其血必结，故使如疟状，发作有时，小柴胡汤主之。"此乃热入血室的证候及治法。本案患者，经期冒雨，邪热内陷，月经遂止，乃热入血室之证。故与小柴胡汤去半夏，加丹皮、鳖甲、生地、栀子、桃仁等药，以外解表邪，内泄里热，凉血活血，而病臻痊愈。

鳖甲煎丸证案

梁某，女，29 岁。1977 年 7 月 23 日初诊。

产后行房，遂致感染。带下恶臭难闻，腹痛拒按，体温持续在38℃~39℃间，腹部膨胀，弥漫性触痛，口苦咽干，心烦易怒，大便干结，小便赤黄，舌苔黄腻，脉弦数。

辨证：产后感染，湿热瘀毒结于下焦，络脉瘀阻。

治法：调达枢机，通腑泄热。

方药：鳖甲煎丸易汤化裁。

柴胡20g，黄芩12g，射干12g，炙鳖甲10g，鼠妇10g，大黄10g，厚朴10g，桂枝12g，白芍15g，葶苈子10g，石韦10g，瞿麦10g，丹皮12g，红参10g，制半夏6g，土元15g，露蜂房6g，凌霄花10g，芒硝6g，地龙12g，虎杖15g，白花蛇舌草15g，桃仁10g，重楼15g，当归15g，生姜10g，大枣10g。水煎服。

予生大黄30g，芒硝10g，醋元胡15g，五倍子10g，苍术15g，黄柏15g，研末，淡醋调糊敷脐中与脐下。

服药10剂，体温正常，腹痛腹胀悉减，带下减少，大便通，小便利。仍予上方继服。

又服药10剂，诸症悉除，病臻痊愈。

按语：鳖甲煎丸，方出《金匮要略》，乃为癥瘕、疟母而设。本案为产后感染，湿热瘀毒蕴于下焦而致发热诸症。虽无有形癥结，然"腹部膨胀，弥漫性触痛"，乃无形之"瘕"也。诚如《金匮要略论注》所云："药用鳖甲煎者，鳖甲入肝，除邪养正，合煅灶灰所浸酒去瘕，效以为君。小柴胡汤、桂枝汤、大承气汤为三阳主药，故以为臣。但甘草嫌其柔缓而减药力，枳实破气而直下，故去之。外加干姜、阿胶，助人参、白芍养正为佐。瘕必假血依痰，故以四虫、桃仁合半夏消血化痰。凡积必由气结，气利而积消，故以乌扇、葶苈子利肺气。合石韦、瞿麦消气热而化气散结，血因邪聚而热，故以牡丹、紫葳而去其血中伏火、膈中实热，为使。"由此可见，鳖甲煎丸具扶正祛邪、软坚消痰、理气活血之用。方中套方，证中寓证，治病之法，乃"使其自累，以杀其势"之连环计也。本案因高热，干姜辛大热，与证不利，故去之。

柴胡百合汤证案

张某，女，54 岁。1979 年 3 月初诊。

1 年前，情志抑郁后渐感低热，每日上午 7 时许始发，发热前，心烦，胸胁满闷，多方检查均无异常发现，体温37℃ ~ 37.7℃，发热持续约 1 小时后，汗出而解。在内科曾应用过多种抗生素及激素，病情反剧，后因闭经，又在妇科诊为"更年期综合征"，服"更年康"等药亦无效果，故来中医科就诊。舌淡红，苔薄白，脉沉弦细。

诊断：低热。

辨证：肾元不足，相火妄动，邪郁少阳，枢机不利。

治法：和解少阳，养阴清热。

方药：柴胡百合汤加减。

柴胡 12g，黄芩 12g，半夏 10g，党参 15g，大秦艽 10g，百合 10g，云苓 12g，青皮 12g，丹皮 12g，甘草 6g，生姜 10g，大枣 10g。水煎服。

服药 5 剂，诸症豁然，然时有低热。上方加白薇 12g，服药 40 剂，诸症皆除。

按语：小柴胡汤乃为往来寒热、胸胁苦满、心烦喜呕、嘿嘿不欲饮食证而设。而小柴胡汤的使用原则在《伤寒论》中开宗明义地提出："有柴胡证，但见一证便是，不必悉具。"本案病人发热"休作有时"，且胸胁症、胃肠症均有，故主以小柴胡汤，则枢机得利，三焦以通，津液以布，五脏安和而病愈。因患者已过七七之年，天癸竭，肝肾亏虚，故佐以百合、丹皮、白薇等清热凉血、养阴除烦之味。伍以青皮散结消滞，而益于心烦、胸胁满闷之症。诸药合用，实乃《寿世保元》

之柴胡百合汤加减。

加味补中益气汤证案

王某，男，56岁。1998年2月13日初诊。

患者自6年前，不明原因发热，体温40℃，口干舌燥，身体消瘦，心烦热，不思饮食，高热持续3~4日，不药自退，后每月发作一次，京城医院遍诊无果，适余赴京而诊之。时患者发热期始息，面色憔悴，言语低微，形体消瘦，唇焦皮脱，舌红少苔，脉弦细。

辨证：枢机不利，中气不足，相火妄动，而致定期发热之证。

治法：益气散火。

方药：时值发高烧周期始息，故予以《寿世保元》加味补中益气汤原方服之。

炙黄芪30g，知母6g，红参10g，炒白术12g，陈皮6g，当归10g，柴胡6g，升麻6g，黄芩6g，姜半夏6g，炙甘草6g，生姜10g，大枣10g。水煎服。

因余途经北京赴蒙古国，随诊不便，嘱上方服用9剂后，更换第二方，即发烧周期之中段时间，以上方黄芪加至90g，知母15g，合入五苓散易汤各12g，亦服9剂，更服第三方，即发热周期之前段时间，服下方：黄芪15g，知母10g，柴胡48g，黄芩24g，白薇15g，川芎12g，桃仁12g，白芍15g，桂枝12g，炙鳖甲10g，鼠妇10g，地龙10g，凌霄花10g，射干10g，芦根30g，石韦10g，亦服9剂，此乃鳖甲煎丸易汤服之。嘱此法为每月治疗之三踆。

2000年适余进京开学术会，病人赴宾馆欣然相告：经用上述治疗方案3个月，遂病愈。

按语：本案病人每月必作高热，但热不寒，及身体消瘦，心烦热，不思饮食诸症，故属"瘅疟"之证。瘅者，热也，瘅疟属但热不寒之病。《金匮要略·疟病脉证并治》云："阴气孤绝，阳气独发，则热而少气烦冤，手足热而欲呕，名曰瘅疟。若但热不寒者，邪气内藏于心，外舍分肉之间，令人消铄脱肉。"由此可见，其病机是"阴气孤绝，阳气独发"。这里"阴气"，是指津液；"阳气"是指热邪。由于阴液不足，阳热过盛，故证见"但热不寒"之候；四肢为诸阳之本，阳盛故手足热；由于表里俱热，热邪灼津，故"身体消瘦"；由于热伤胃津，胃失和降，故"不思饮食"。对瘅疟之治，《金匮要略》在此条下无方。其病机复杂，故治分三期：高烧发病期，予以加味补中益气汤，以调和脾胃，升阳益气，和解少阳，清火散郁；待发热周期中段时间，方中加大黄芪用量，合入五苓散易汤，以化气布津；待发病周期前十天左右时，更用鳖甲煎丸易汤，加大柴胡用量，以疏肝达郁解热。盖因鳖甲煎丸乃攻补兼施、行气化瘀之良剂，既具调整机体功能，增进机体抗病能力，又具消郁破瘀散结之功，故治疗 3 个月，而收效于预期。

3. 咳　嗽

桂枝加厚朴杏子汤证案

潘某，女，18 岁。1970 年 2 月 30 日初诊。

素有喘疾，今孟春感风寒而引发咳喘，流清涕，头痛，肢体酸楚，微恶寒，发热，遇风则咳而声重，气急作喘，伴脘痞腹胀。舌苔薄白，脉浮。

辨证：邪犯太阳，风寒束肺，阳不布津，肺之宣发肃降失司。

治法：解肌疏风，温肺理气，止咳定喘。

方药：桂枝加厚朴杏子汤加味。

桂枝 10g，白芍 10g，杏仁 10g，葶苈子 6g，厚朴 10g，橘红 10g，紫菀 10g，炙甘草 10g，生姜 10g，大枣 10g。水煎服。

服药 5 剂，咳喘息，再进 5 剂，诸症悉除。

按语：本案病人，素有喘疾，肺气亏虚，腠理不固，外感风寒引发咳喘。今予桂枝加厚朴杏子汤，桂枝加厚朴杏子汤乃表里兼治之方。桂枝汤解肌祛风，调和营卫，安和五脏；加厚朴、杏仁降气平喘，化痰导滞；加葶苈子、大枣，寓葶苈大枣泻肺汤，可疗咳逆喘息不得卧；加紫菀，可疗肺虚久咳之症。

桂枝加厚朴杏子汤、麻黄汤、麻杏石甘汤、小青龙汤，均出自《伤寒论》，为治喘之要剂。然麻黄汤证之喘是伤寒表实证，乃风寒犯肺之寒喘；麻杏石甘汤证是邪热壅肺之热喘；小青龙汤证为内饮为寒之喘；此案取桂枝加厚朴杏子汤而治之，盖因该患者素有喘而非前述三方之证也。

青龙止嗽方证案

韩某，女，49 岁。2009 年 12 月 6 日初诊。

素有咳疾，遇冬辄发，今时值隆冬，外感风寒，伴咳喘三日。症见咳嗽声重，咳痰稀薄色白，气急，咽痒，微有恶寒，发热，无汗，鼻塞，流清涕，头痛，肢体酸楚，舌苔薄白，脉浮紧。

辨证：外感风寒，肺失清肃，痰浊壅肺。

治法：发散风寒，宣肺止咳，温阳化饮。

方药：小青龙汤合止嗽散化裁。

麻黄 10g，桂枝 10g，白芍 10g，细辛 3g，五味子 10g，姜半夏 10g，干姜 6g，桔梗 10g，紫菀 10g，炙百部 10g，炙白前

10g，橘红 10g，炙甘草 10g。水煎服。

服药 5 剂，恶寒、发热、咳嗽等症悉除，惟稍有咽痒，予上方去细辛、干姜、桂枝等，加射干 6g，金果榄 3g。又服 5 剂病人欣然相告咳病痊愈。嘱服梨贝膏（茌梨 1 个，去核，川贝 3 个，白果 3 个，蒸熟后吃梨喝汁）以善后。

按语：小青龙汤乃《伤寒论》为太阳伤寒兼水饮病而设。本案病人发热，恶寒，无汗，咳喘，肢体酸痛，脉浮紧，故其治法当辛温解表，兼涤化水饮，主以小青龙汤。咳嗽伴咽痒，法当宣肺疏表，止嗽化痰，故辅以止嗽散。二方合一，余名之曰"青龙止嗽方"。验诸临床，大凡外感风寒，证见咳喘者，均可予此方。

竹叶石膏汤证案

林某，女，28 岁，农民。1989 年 8 月 3 日初诊。

盛夏在田间劳作，忽逢大雨，冒雨急行回家，旋即寒战、高热，体温 39.7℃。村医予扑热息痛、复方新诺明服之，仍高热不退，两天后出现胸部刺痛，随呼吸和咳嗽加剧。来我院内科就诊，以大叶性肺炎收入院治疗。经抗生素治疗 3 天，仍高热不退，故请中医会诊。症见高热口渴，咳嗽胸痛，气喘不得平卧，咯铁锈色痰，略带血丝，小便赤，舌红苔黄，脉洪大。

诊断：咳嗽（大叶性肺炎）。

辨证：邪热壅肺。

治法：清热宣肺。

方药：师竹叶石膏汤意。

竹叶 15g，生石膏 45g（先煎），姜半夏 10g，麦冬 12g，西洋参 10g（另煎），穿心莲 15g，鱼腥草 15g，粳米 15g，羚羊角 2g（研冲），炙甘草 10g。水煎服。

服药 1 剂，体温得降，口渴、咳嗽、胸痛悉减，续服 12 剂，诸症悉除，病愈出院。

按语：本案患者，以高热入院，予以西药治之，仍高热不退，且热邪耗阴，而致气阴两伤，故予以竹叶石膏汤以清热生津，益气润肺，止咳定喘。清·莫枚士《经方例释》云："此麦门冬汤去大枣，加竹叶、石膏也。故以竹叶石膏二味立方之名。"另据陶弘景所云，竹叶石膏汤在古医籍《汤液经法》中名曰"大白虎汤"，以"治天行热病，心中烦热，时自汗出，口干，渴欲引水"之证。今用治大叶性肺炎，乃以本案临床见症属竹叶石膏汤证也。

阳和参芪方证案

尹某，女，35 岁。1976 年 9 月 22 日初诊。

罹患肺结核 6 年之久，近期咯血加剧，先后肌注链霉素、口服异烟肼等药鲜效，仍咯血不止，咳嗽日剧，而求治于中医。患者形寒肢冷，面色苍白，舌质淡，苔白，舌体浮胖，舌边有齿痕，脉沉细。X 线检查诊断为浸润型肺结核（右上）。

辨证：血虚寒凝，痰滞血瘀肺络。

治法：养血温阳，润肺化痰。

方药：阳和参芪方加味。

熟地 30g，肉桂 3g，鹿角霜 30g，阿胶 9g（烊化），炮姜 1.5g，侧柏炭 10g，白及末 6g（冲服），白芥子 6g，炙麻黄 1.5g，百部 15g，木灵芝 30g，党参 30g，黄芪 24g。水煎服。

迭进 10 剂，咯血瘥。继服 40 剂，诸症消失，复经 X 线检查，肺结核痊愈。

按语：肺结核属中医学"肺痨""痨瘵"等范畴，致病因素，不越内外两端。外因系痨虫（结核杆菌）感染，内因系气血虚弱。古虽有"劳瘵主于阴虚"之说，而以血虚、寒凝、

痰滞见证者，亦屡见不鲜，故仍为阳和汤之适应证。此即明·
张景岳所论："善补阳者，必阴中求阳，则阳得阴助而生化无
穷；善补阴者，必阳中求阴，则阴得阳升而泉源不竭。"方合
参、芪、灵芝、阿胶，以健脾益气，安和五脏，养阴润肺，此
即清·沈时誉所云："补中邪自除，温中则寒自散。"诸药合
用，今方名"阳和参芪方"，实寓《伤寒论》之麻黄汤、《外
科全生集》之阳和汤、《金匮要略》之人参汤、《大补小吃》
之参芪精诸方。因有"咯血"一症，故加镇咳止血之品，侧
柏炭甘平，为止血之良药；百部止咳润肺，为肺结核咳嗽吐血
必用之药。

阳和汤方出自清·王洪绪《外科全生集》。王氏先立阳和
丸，方由麻黄、肉桂、姜炭组成。以麻黄开腠理，肉桂、姜炭
解寒凝，"俾阳和一转，则阴分凝结之毒，自能化解。"其法
实寓麻黄汤之意，以麻黄发越人之阳气，桂枝开腠通阳以行卫
气。此即"阳和"之谓。

柴胡黛蛤方证案

孙某，男，57 岁。1970 年 10 月 18 日初诊。

自幼患咳疾，每值深秋辄发。今年入秋即咳，予以消炎止
咳药罔效，故转中医诊治。患者咳嗽逆气有音，咳痰不爽，痰
带血丝，伴胸胁苦满，肢体沉重，目赤头痛，口苦咽干，舌苔
薄黄少津，脉弦数。时值庚戌年深秋，五之气时，阳明燥金，
少阴君火加临，湿热交蒸，客行主令，民病肺气壅，故咳剧。
又庚戌年为金运太过之年，肺金克木，致木郁极而发，故胸胁
痛，膈咽不通，咳逆。

辨证：秋季感邪，伤肺致秋咳，肝火郁结，木郁而发
肝咳。

治法：清火达郁，润肺止咳。

方药：柴胡黛蛤方加减。

柴胡 12g，黄芩 12g，姜半夏 6g，党参 10g，橘红 10g，桔梗 10g，青黛 6g，煅蛤壳 10g，丹皮 10g，山栀 10g，竹茹 12g，沙参 12g，丝瓜络 6g，橘络 6g，川贝 6g，桑白皮 10g，花粉 10g，炙甘草 6g，生姜 10g，大枣 10g。水煎服。

上方用药 5 剂，咳嗽、胸胁痛等症豁然。以上方加炙紫菀 10g，又服药 1 周，诸症悉除。再予银杏川贝梨膏以润肺止咳而善后。并嘱每年入秋，新梨上市时即熬此膏方（仕梨 10 斤，白萝卜 3 斤，切丝煮汁浓缩，入川贝、白果仁、沙参末各 60g，熬成膏。每日 3 次，每次 20mL）服用。10 年后其介绍咳喘病人来院诊治，并欣然告知：每年秋冬服此膏方，再未发咳疾。

按语：《素问·咳论》云："五脏六腑皆令人咳，非独肺也。"又云："乘秋则肺先受邪。"故本案属"秋咳""肺咳"范畴。因肺金乘土，木郁而发而致肝咳。"肝咳之状，咳则两胁下痛，甚则不可以转。""木郁达之"，故主以小柴胡汤，则肝咳愈。黛蛤散，方出《杂病源流犀烛》，由煅蚌壳、青黛组成，为寒热交作、胸满痰咳而设。柴胡黛蛤方由小柴胡汤合黛蛤散而成。方加桔梗、桑白皮、山栀、贝母之属，乃寓清金化痰汤之意，功擅清热止咳化痰，多用于咳嗽气急胸满者。故本案之治，即《咳论》"人与天地相参，故五脏务以治时"之谓也。

麻黄升麻汤证案

徐某，女，43 岁。1981 年 3 月 12 日初诊。

素体阳虚，纳呆食少，大便溏。3 日前感冒，遂发咳嗽，咳声嘎哑，咯痰不畅，痰稠色黄，口渴，头痛，四肢酸楚，恶风，身热，舌苔薄黄，脉浮滑。

辨证：肺热脾寒，正虚阳郁。

治法：发越郁阳，清上温下。

方药：麻黄升麻汤化裁。

炙麻黄 12g，升麻 10g，当归 10g，知母 10g，玉竹 10g，白芍 10g，天冬 10g，桂枝 10g，茯苓 10g，石膏 10g（先煎），白术 10g，干姜 10g，马兜铃 6g，炙甘草 10g。水煎服。

服药 5 剂，诸症豁然若失，续服 10 剂而痊愈。因其素体阳虚，脾胃虚弱，易生痰饮，故予以扁鹊灸法，灸食窦、中脘、关元、足三里。

按语：麻黄升麻汤，出自《伤寒论》，乃为肺热脾寒、上热下寒、正虚阳郁证而设。本案以麻黄升麻汤发越郁阳，清上温下为治。方寓麻黄汤宣肺止咳化痰；桂枝汤调和营卫，解肌开腠，而四肢酸楚得解；白虎汤清肺以生津，而解阳明气分之热；以苓桂术甘汤温脾阳而化寒饮。药味虽多而不杂乱，且重点突出，井然有序。方中升散、寒润、收缓、渗泄诸法俱备，推其所重，在阴中升阳，故以麻黄升麻名其汤。

因脾胃虚弱，易生痰饮，故以扁鹊灸法，以杜生痰之源。

4. 哮喘

麻杏石甘汤证案

李某，女，27 岁。1987 年 3 月 16 日初诊。

5 天前患感冒，发热恶寒，继而喘逆上气，胸胀或痛，息粗，咳痰不爽，痰吐稠黏，身痛无汗，口渴，舌红苔黄，脉洪大。

辨证：外感风寒，寒邪束肺，郁而发热，热郁于肺而致喘证。

治法：辛凉宣泄，清肺平喘。

方药：师麻杏石甘汤意。

生麻黄 10g，石膏 30g（先煎），杏仁 10g，生甘草 6g，桑白皮 15g，生姜皮 10g，穿心莲 15g。水煎服。

服药 1 剂，汗出热退，咳止喘息，5 剂后诸症若失。予以上方石膏减半，续服 5 剂病愈。再以梨贝膏滋善后。

按语：麻杏石甘汤，乃《伤寒论》为热邪迫肺作喘而设。本案患者因季冬外感风寒，郁而化热，壅遏于肺，而发咳喘，故予以麻杏石甘汤而收效。麻黄伍石膏，清宣肺中郁热，方中石膏用量多于麻黄，以制麻黄辛温之性，使麻黄重于宣肺平喘，乃相制性相伍也。佐杏仁降肺气而定喘，使以甘草和中，共奏清热宣肺、止咳定喘之功。本案加生姜皮辛散水饮，桑白皮肃降肺气，通调水道，以杜太阳表不解，病邪循经入腑。穿心莲又名一见喜，为爵床科植物穿心莲的地上部分，具较强的清热解毒、抗感染作用，可广泛应用于呼吸道、消化道、泌尿系及皮肤感染性疾病，尚具有抗蛇毒、抗癌、保肝作用。本案用其清热解毒、抗感染之功。

医话阳和饮证案

案例 1

牟某，男，76 岁。2012 年 10 月 3 日初诊。

患者自述多年前即觉胸闷憋气作喘，日渐加重，2011 年 9 月 9 日，在烟台某医院做 CT 检查示：①双肺肺气肿改变；②右肺纤维灶。心脏彩超检查示：室间隔肥厚，左室舒张功能减退。近 1 年来症状明显加重，喘咳胸闷憋气，呼吸急促，动则加重，卧则减轻。近复因感冒，咳喘多痰，故求中医治疗。舌暗，边有齿痕，白腻苔，舌下脉络暗紫粗大迂曲，脉沉弦而细。

辨证：肾元不足，肺气亏虚，心脉痹阻，发为喘证。

治法：益元纳气，止咳定喘，养血通脉。

方药：医话阳和饮合黄芪生脉饮加减。

熟地黄 15g，生地黄 15g，山萸肉 15g，炒山药 15g，云苓 15g，肉桂 6g，制附子 12g，鹿茸片 6g，炙麻黄 12g，干姜 3g，月见子 15g，红参 10g，白芥子 6g，黄芪 40g，麦冬 30g，枸杞 15g，菟丝子 15g，五味子 10g，川贝 3g（研冲），炒杏仁 10g，白果仁 10g，炙紫菀 12g，炙冬花 12g，炙杷叶 10g，葶苈子 15g，炙甘草 10g，生姜 10g，大枣 10g。水煎服。

2011 年 11 月 14 日：药后，诸症悉解，舌下脉络迂曲减轻，效不更方，仍宗原意，上方继服。

2011 年 11 月 28 日：药后诸症豁然，形体浮肿消退，时有咳喘，因外症已去，去止嗽之药，调方如下以善后。

熟地黄 20g，山萸肉 15g，炒山药 10g，制附子 12g，肉桂 10g，鹿角片 15g，云苓 15g，白果仁 10g，炒白术 10g，白芥子 6g，干姜 3g，炙麻黄 10g，地龙 10g，芦根 30g，葶苈子 10g，丹参 15g，红参 10g，炙五味子 10g，月见子 10g，麦冬 30g，枸杞 15g，苏子 10g，炙甘草 10g，生姜 10g，大枣 10g。水煎服。

按语：哮喘是一种发作性痰鸣气喘疾病，其症与现代医学之支气管哮喘及哮喘性支气管炎相似。本案即属此病，且合并肺气肿、肺源性心脏病。该患者年高体弱，因肺肾亏虚，纳气失司而致。阳和饮由金匮肾气丸合阳和汤加减而成，药由熟地、炙麻黄、制附子、怀山药、山萸肉、白芥子、人参、鹿茸、肉桂、赤茯苓、菟丝子、胡桃肉、炙甘草组成，适用于肾元不足，真火不能生土，土衰无以生金，肺脾肾俱虚而致咳喘者。合黄芪生脉饮（生脉饮加黄芪）以益心肺之阴，通心肾之阳，则胸痹可愈。来诊之初，加之患者感冒，故佐止嗽散，止咳化痰，疏表宣肺。用药月余，而病臻痊愈。

案例 2

李某，女，36 岁。1974 年 11 月 2 日初诊。

自幼病喘，届时二十余年，嗽而痰多，清稀有泡沫，呼吸急促，甚则张口抬肩，纳呆脘痞，腰膝酸软，动则心悸，脑转耳鸣，诸药鲜效。舌质淡，苔薄白，舌体浮胖，边有齿痕，脉沉细。X 线诊断为慢性支气管炎并肺气肿。

辨证：肺肾阳虚，痰浊壅滞。

治法：补肾益肺，纳气归原，豁痰平喘。

方药：师阳和饮意加减。

熟地 30g，肉桂 3g，鹿角胶 10g（烊化），制附子 10g，炙麻黄 1.5g，白芥子 6g，山萸肉 15g，菟丝子 15g，红参 15g，茯苓 12g，胡桃仁 30g，白果 9g，海浮石 10g，炙甘草 9g。水煎服。

上方迭进 5 剂后，喘咳大减，痰声渐息，仍宗原方。

续进 5 剂，喘咳平，诸症豁然，嘱服肾气丸缓补，以资巩固。

按语：肾居下而属水，主藏精，又主纳气，为生气之源，肺居上属金，为司气之官，故气出于肺而本于肾。若肾水不足，则虚火上扰，气逆上冲于肺而作喘；肾中真阳不足，则真火不能生土，土衰则无以生金，故肺脾肾三脏俱虚，皆可致喘。《东医宝鉴》云："肾虚为病，不能纳气以归原，故气逆而上，咳嗽痰盛，或喘或胀，肾虚多唾，足冷骨痿，胸腹百骸俱为之牵制。"故本案借以阳和饮，纳气归原，喘咳悉除，病臻痊愈。

阳和饮由阳和汤合肾气丸加减组成，方中熟地益肾填精，大补阴血，俾化气有源，摄纳有机，任为主药。诸角皆凉，惟鹿独温，鹿角胶"禀纯阳之质，含生发之机"，乃血肉有情之品，生精补髓，养血助阳，有阴阳双补之能；附子峻补下焦元阳，具助阳化气之功；肉桂补火助阳，备引火归原之效，三药为辅，则补肾益元之功倍增。菟丝子禀气中和，平补足之三阴；山萸肉涩温质润，补益肝肾；核桃肉甘润温涩，补益肺肾。三药既可补阳又可滋阴，为阴阳双补，阴中求阳，阳中求阴之品。人参补益脾肺，茯苓健脾和中，以杜生痰之源；麻黄宣肺平喘，白芥子豁痰化饮，则标证可疗，共为佐使。主、辅、佐、使朗然，俾肾中之元阴得补，散失之元阳得收，于是肾充、肺肃、脾健、痰除，则哮喘得瘳。

案例 3

唐某，女，31 岁，教师。1978 年 2 月 22 日初诊。

咳嗽喘促日久，每发于冬，曾服二陈、四君、定喘、三子诸剂，至今未愈。气喘不卧，吐痰清稀，咳喘频作，暮剧。肢体浮肿，形寒肢冷，纳食呆滞，晨汗，小便短数，舌淡红，白苔，脉弱。

诊断：喘证（慢性支气管炎并肺气肿）。

辨证：下元不固，气失纳摄。

治法：补肾纳气，温阳化饮。

方药：师医话阳和饮意化裁。

熟地 30g，肉桂 6g，炙麻黄 6g，鹿角胶 6g（烊化），白芥子 6g，五味子 6g，乌梅 10g，地龙 10g，补骨脂 12g，菟丝子 15g，山药 10g，茯苓 10g，葶苈子 10g，车前子 10g（包），炙甘草 6g，核桃 4 个。水煎服。

迭进 10 剂，喘咳递减，浮肿悉除，仍宗原意，上方加炙杷叶 10g，续进 5 剂，诸症悉除，惟感短气，予以上方加枸杞 12g，生姜 10g，大枣 10g，续服 5 剂。

按语：《诸病源候论》云："肾主水，肺主气，肾虚不能制水，故水妄行，浸溢皮肤而身体肿满，流散不已，上乘于肺，肺得水而浮，浮则气上咳嗽也。"此案喘而兼肿满咳嗽，为本虚标实之证，故主以阳和饮补肾纳气，温阳化饮，则喘、咳、肿、满悉除。三诊时，因气短加枸杞、姜、枣者，乃取《圣济总录》枸杞汤治气短之法也。

案例4

张某，女，48岁，农民。1980年7月24日初诊。

患哮证2年余，伴咳嗽，动则喘甚，喉中哮鸣有声，张口抬肩，不能平卧，烦躁，腰膝酸软，头晕耳鸣，自汗出，口苦，纳食呆滞，舌暗白苔，脉虚。

诊断：哮证（支气管哮喘合并肺气肿）。

辨证：肾阳虚弱，孤阳浮越，火不归原。

治法：补肾纳气，引火归原，豁痰定喘。

方药：医话阳和饮化裁。

熟地30g，肉桂6g，附子6g，白芥子6g，鹿角胶10g（烊化），白果10g，沉香2g，菟丝子10g，补骨脂10g，五味子6g，葶苈子10g，桑白皮15g，地龙10g，炙杷叶6g，竹沥10g，核桃10g，炙甘草6g。水煎服。

8月5日：连进5剂，喘咳渐平，夜寐尚宁，微咳，咳痰不多。仍宗原意，守方继服。

8月26日：上方服5剂，诸症悉除，惟劳则短气，予以阳和饮易丸，续服两个月，以固疗效。

按语：此案乃肾阳虚，孤阳浮动，表现为上热下寒之证。方中桂、附引火下行归于肾中，熟地、五味子补肝肾之阴而敛肺肾之气，俾虚阳不再上行，则上热下寒证除。方中伍沉香者，取其降逆气、纳肾气而降逆平喘，乃从阴引阳、急急镇摄之义也。

5. 痰饮

茯苓甘草汤证案

林某，女，32岁。1971年10月21日初诊。

心下悸，短气，眩晕，肢体疲倦，脘腹喜温畏冷，背寒，心下痞满，胃中有振水声，口干不欲饮，食少便溏。近1年来诸症加剧，时恶心呕吐痰涎。舌体胖，边有印痕，苔白滑，脉滑而细。

辨证：脾肾阳虚，气化失司，胃中停饮。

治法：温阳化饮。

方药：茯苓甘草汤加味。

茯苓30g，桂枝12g，炙甘草6g，生姜10g。水煎服。

服药5剂，心悸、眩晕若失，口干引饮，小便增多，大便成形，偶有恶心，吐痰涎，上方加人参6g，吴茱萸3g。服5剂后，患者欣然相告，诸症悉除，病臻痊愈。

按语：本案病人，素体脾肾阳虚，脾失健运，胃中停饮，而见诸症，故法当温阳化饮，淡渗利水。茯苓甘草汤，方出《伤寒论》，具温中化饮、通阳利水之功。方以茯苓为君，取其甘淡而平，甘则通补，淡而能渗，此即"淡味涌泄为阳"之义，大凡脾虚湿困之痰饮，为必用之药。辅以桂枝、甘草、生姜，为辛甘化阳之用。诸药合用，其奏温阳化气、淡渗行水之功。当患者偶有恶心，吐痰涎，此乃《素问·举痛论》"寒气客于肠胃，厥逆上出，故痛而呕也"之谓。故入人参、吴茱萸，为吴茱萸汤，可致温中补虚、降逆止呕之用。

大陷胸汤证案

高某，女，37 岁，1974 年 9 月 21 日初诊。

既往有结核病史，近因发热、短气、烦躁、大便干结、胸胁痛而来院诊治，西医诊为结核性渗出性胸膜炎，因其有青链霉素过敏史，故转中医科治疗。舌红，黄腻苔，脉沉弦而数。

《金匮要略》云："水流在胁下，咳唾引痛，谓之悬饮。"此属悬饮。"脉沉而弦者，悬饮内痛。"属热邪内陷，与水饮互结而成热实大结胸证，故予大陷汤治之。

大黄 12g，芒硝 10g，甘遂 3g。水煎大黄，溶芒硝，冲甘遂末服。

服药 3 剂，诸症豁然若失，上方加赤灵芝 10g，芦根 20g，葶苈子 15g，大枣 12 枚，续服。

服药 3 剂，X 线拍片示：胸水吸收。予以黄芪 15g，赤灵芝 10g，名曰"芪芝煎"，每日 1 剂，煎汤代茶饮，以作扶正抗痨之用。

按语：恽铁樵《群经见智录》云："西医之生理以解剖，《内经》之生理以气化。"故今之临证当辨病辨证相结合，此即中西医互参之理也。清·程杏轩云："医者，理也，意也。盖理明则意得，意得则审脉处方无所施而不中。"此案即属用古方治今病之实例。方用大胸陷汤，以大黄泻热，甘遂逐水，芒硝破结，诸药合用，以成泻热、逐水、破结之功，而胸水得除。复诊方加赤灵芝、大枣、芦根、葶苈子，以增其扶正逐水之力，而病臻痊愈。

《神农本草经》谓黄芪"味甘，微温"，"补虚"。《本草求真》谓其"能入肺补气，入表实卫，为补气诸药之最，是以有耆之称"。现代药理研究表明，黄芪有显著的抗衰老作用。灵芝，《神农本草经》中有赤、黑、青、白、黄、紫芝之分。赤芝"治胸中热,益心气,补中",故多用于虚劳、咳嗽、气喘之证。现代药理研究证明,其可调节免疫功能,有抗衰老作用。故二药合用煎剂作饮,余名之曰"芪芝煎",用于结核性疾病,有很好的抗痨效果。

苓桂术甘汤证案

房某,女,46岁。1973年11月16日初诊。

素体阳虚,心下痞,时吐痰沫,胸胁支满,不欲饮食,目眩,口干不欲饮。舌淡红,苔薄白,脉沉细而滑。

此乃脾阳不振,气化无力而成痰饮,故予苓桂术甘汤主之,宗"病痰饮者,当以温药和之"。方中桂枝甘草汤以辛甘化阳,白术健脾益气,茯苓淡渗利水消饮。

处方:茯苓30g,桂枝12g,炒白术15g,甘草6g。水煎服。

服5剂后,诸症悉减。续服5剂,病臻痊愈。嘱服茯苓粥(茯苓、山药、薏苡仁、赤小豆、小米各等分),以健中州。

按语:本案患者,年届天癸将竭之年,肾阳式微,脾土失健,故致气化无力,聚湿成饮。有其证用其方,故可收功愈疾。

柴胡苓桂汤证案

汪某,女,31岁。1989年5月18日初诊。

患者1周前突然发热恶寒,伴左侧胸胁痛,并放射到颈肩部,随呼吸、咳嗽而剧。X线检查诊为左侧渗出性胸膜炎。因西医无良好方法,故邀中医诊治。舌苔黄,脉弦。具寒热往来之特殊热型,且伴口苦咽干,心烦恶心。

辨证:枢机不利,气化失司。

治法:调达气机,化气通脉,健脾利水。

方药：小柴胡汤合苓桂术甘汤化裁。

柴胡20g，黄芩10g，姜半夏10g，白参10g，元参12g，赤灵芝12g，茯苓15g，桂枝12g，丹皮10g，桑白皮10g，地骨皮10g，炙百部12g，炙紫菀10g，炙甘草10g，丝瓜络10g，橘络10g，生姜10g，大枣10g。5剂，水煎去渣再煎，温服。

药后诸症豁然，胁肋微有不适。上方加黄芪20g，知母10g，白薇12g，续服5剂。

1周后，患者就诊，欣然告云诸症悉除。嘱每日以黄芪15g，赤灵芝10g，生苡米15g，桑白皮10g，桔梗10g，炙甘草10g煎服。1个月后，X线胸透示一切正常。

按语：结核性胸膜炎，属中医学"悬饮""胁痛"范畴。悬饮多因枢机不利，肺、脾、肾三脏气化失司，水湿停滞于胸胁所致。《金匮要略》谓："水流在胁下，咳唾引痛，谓之悬饮。"本案柴胡汤证在，故主以小柴胡汤。"病痰饮者，当以温药和之。"药用苓桂术甘汤，以茯苓为君，健脾渗湿，祛痰化饮；桂枝为臣，温阳化气，具化饮利水之效；白术健脾燥湿，脾阳得健，水湿自除；甘草益气和中，与桂枝相伍，具辛甘化阳、行气通脉之功。药仅四味，配伍严谨，药专而力宏，故为治痰饮病之主方。二方合一，今名柴胡苓桂汤，为疏气机、促气化之用方。方加百部、紫菀、橘络、桔梗、桑白皮，乃止嗽散意；丹皮、骨皮，共治血中伏火，则阴分伏热不生；黄芪、赤灵芝乃扶正达邪之要药。诸药合用，则气机通畅，气化有序，营卫畅行，五脏安和，而胸水得除。

柴胡饮证案

张某，男，35岁。1983年3月初诊。

发热恶寒伴胸痛1周，咳吐脓痰三四天。1周前，因感冒而发热，恶寒，胸痛，咳嗽，曾服复方新诺明、感冒胶囊等药不见好转，胸痛、咳嗽加重，且胸部闷胀，于三四天前，晨起剧咳后，咳吐大量黄稠脓痰，有臭秽味，咳痰量 40～50mL，咳后感胸痛、胸闷减轻，但仍发热不退，体温 38.3℃。X 线透视示：右肺中叶肺脓肿。查血：白细胞 $13.6 \times 10^9/L$，中性粒细胞 92%。因青链霉素过敏，故求中医药治疗。舌红，苔黄腻，脉滑数。

辨证：痰热壅盛，气机郁遏。

治法：调达枢机，清热解毒，排脓去壅。

方药：《证治准绳》柴胡饮加减。

柴胡 30g，黄芩 12g，当归 15g，赤芍 15g，生大黄 12g，桔梗 30g，五味子 3g，姜半夏 10g，鱼腥草 30g，双花 30g，瓜蒌 30g，甘草 10g，水煎服，每日 1 剂。

5 剂后，诸症减，但咳嗽仍存。上方加葶苈子 15g，冬瓜仁 15g，改桔梗为 50g，继服 5 剂，脓痰基本消失。上方去桔梗、葶苈子，加沙参 12g，黄芪 30g，8 剂后，诸症基本消失，惟时感胸部胀闷不适，X 线胸透示病灶基本吸收，予《卫生宝鉴》柴胡饮原方（柴胡、人参、黄芩各 6g，炙甘草 3g，当归 6g，大黄 3g）以善其后。服药 6 剂，诸症悉除。

按语：柴胡饮，诸方书多有记载，均用柴胡，因其加减化裁，则主治亦多不同，如《景岳全书》有五柴胡饮。本案所用之柴胡饮，方出《证治准绳》，为小柴胡汤之类方。本案病人，系肺失宣发肃降，痰热壅盛，气机郁遏而发肺痈。故主以小柴胡汤调达枢机，则肺之宣发肃降之功得行；五味子敛肺止咳；当归、赤芍活血祛瘀；桔梗清热解毒，排脓去壅；大黄清血分实热，破积行瘀，荡诸邪之闭结；鱼腥草、双花、瓜蒌解毒排脓。

6. 自汗

桂枝加龙骨牡蛎汤证案

牟某，女，46 岁。1986 年 3 月 6 日初诊。

月经不调数年，去年冬季闭经。近两个月来，不因瘄痹，亦不因劳作，自汗出，伴肢体困乏，心悸惊惕，短气烦倦，目眩发落，性急则汗出剧。舌淡红，脉沉细。

辨证：肝肾亏虚，冲任失调，营卫失和，气虚不固而致自汗。

治法：和营卫，养肝肾，固表敛汗。

方药：桂枝加龙骨牡蛎汤加味。

桂枝 12g，制白芍 15g，龙骨 20g，牡蛎 20g，炙龟甲 10g，远志 10g，石菖蒲 10g，浮小麦 30g，炙甘草 10g，生姜 10g，大枣 10g。水煎服。

服药 5 剂，汗出心悸止，仍有肢体困乏感，上方加黄芪 20g，黄精 15g，赤灵芝 10g，水煎服。

续服 10 剂，诸症豁然，身健神悦。予以左归丸、乌鸡白凤丸调冲任、养肝肾以善后，并煎服浮小麦大枣饮以益气和血。

按语：桂枝加龙骨牡蛎汤，方出《金匮要略》，乃为清谷亡血失精证而设方。今用此方，盖因本案患者年过六七，闭经半年，示其肝肾亏虚，精血不足，故予桂枝汤和营卫、调气血而固表止汗。龙骨、牡蛎有收敛固涩之功而有敛汗之用。辅以《千金方》之孔圣枕中丹易汤以调补冲任，交通心肾，宁心安神，育阴潜阳，则肾气充，精血足，营卫调和，自无汗出之虞。

调中益气汤证案

贾某，女，46 岁。1979 年 4 月初诊。

无明显诱因，自感 1 年来多汗，初起时，活动后或情绪激动时汗出，以头部、上半身为著，近几月来，汗出加重，稍活动即汗出，劳动或情绪激动时则汗流浃背，汗后身倦乏力，嗜卧多寐，少气懒言，纳呆，脘痞，舌淡苔白，脉细弱。

辨证：气虚失摄，津液耗散。

治法：益气调中。

方药：调中益气汤加味。

黄芪 30g，白术 12g，党参 15g，当归 12g，陈皮 10g，木香 10g，柴胡 6g，升麻 3g，五味子 12g，白芍 15g，牡蛎 30g，炙甘草 10g。水煎服。

服用 5 剂，诸症悉减，上方加浮小麦 30g，大枣 10g，续服药二十余剂，症状基本消失。嘱服补中益气丸，再以浮小麦 30g，大枣 10g 煎汤作饮服，以善其后。

按语：调中益气汤乃虚证柴胡剂，方出《脾胃论》，由补中益气汤衍化而成。肝者，罢极之本，体阴而用阳。本案患者年近七七，肝肾亏虚，天癸将竭，故疲劳或情绪激动，则阴阳更虚，营卫失和，腠理不固，致汗液外泄而自汗出。加之脾胃虚弱，化源不足，肺卫失固，每致汗流浃背。故方中补中益气汤，益气固表；因脾虚胃弱，故加木香理气导滞而通胃腑；五味子五味俱全，收敛肺气而滋肾水，具生津敛汗之功，与牡蛎佐黄芪以益气固表敛汗。浮小麦单味煎服名浮麦散，为敛汗之小剂，若与黄芪、牡蛎等药同用名牡蛎散，亦为治自汗之良方。故予浮小麦、大枣作饮服以善后，乃浮麦散易汤之法也。

7. 肌衄

消风散证案

杨某，男，11 岁，学生。2011 年 10 月 3 日初诊。

半月前患外感，经治已愈，其后又无明显原因出现腹痛，且疼痛难忍，曾肌注杜冷丁 1 次。3 天后下肢出现鲜红色针尖大斑点，某医院诊为"过敏性紫癜"，并应用激素治疗，住院治疗至今，未见好转，延余医治。现四肢多发性暗红色斑点，下肢为著，舌暗红，舌下脉络迁曲粗大紫暗，苔薄白，脉细数。

既往经常咽喉部疼痛。3 年前患荨麻疹，食海鲜加重，持续月余，经西药治疗痊愈。

辨证：外邪犯表，营卫失和，气滞血瘀。

治法：调和营卫，解肌透邪，养血通络，化气通脉。

方药：消风散合银柴胡饮、当归芍药散化裁。

方 1：生地黄 15g，山萸肉 15g，炒山药 15g，荆芥 10g，防风 10g，双花 15g，连翘 10g，桑叶 10g，炒泽泻 15g，云苓 15g，炒白术 10g，桂枝 10g，当归 12g，川芎 10g，赤芍 10g，炒桃仁 10g，红花 10g，浮萍 10g，紫草 10g，徐长卿 10g，土槿皮 10g，地肤子 10g，炒白蒺藜 10g，蝉衣 10g，蛇衣 10g，生大黄 6g，银柴胡 12g，炙乌梅 10g，甘草 10g，生姜 10g，大枣 10g。水煎服，午晚分服。

方 2：柴胡 15g，黄芩 10g，姜半夏 6g，红参 6g，桂枝 10g，云苓 15g，猪苓 15g，炒白术 12g，炒泽泻 15g，浮萍 10g，炙甘草 10g，生姜 10g，大枣 10g。水煎去渣再煎，每晨温服。

2011年10月17日：服药2周，斑点大部分消退，今晨腹痛，舌淡红，苔薄白，脉细。原方服用。

2011年11月11日，服药3周，患儿母亲代述，患儿约1个月未再起斑疹。昨日感冒，咽部无红肿，鼻塞，流清涕，舌淡红，苔薄白，脉浮数。予以益元方合银柴胡饮化裁，巩固疗效。

银柴胡20g，炙乌梅12g，炒白芍12g，炙五味子10g，防风10g，徐长卿6g，黄精10g，黄芪15g，灵芝10g，党参10g，桂枝6g，紫草6g，贯众6g，绞股蓝10g，生地黄15g，山萸肉10g，炒山药10g，云苓10g，桂枝6g，炒泽泻10g，炒白术10g，女贞子10g，旱莲草10g，枸杞10g，益母草10g，甘草10g，生姜10g，大枣10g。水煎服。

按语：过敏性紫癜是血管性紫癜中最常见的一种出血性疾病，属中医血证范畴。因其皮下见红色斑疹，故又称肌衄。本案乃外感风邪，热伤血络，血瘀于外络，则皮肤泛发紫红色斑；血瘀于内络，则有阵发性腹痛。故予以《医宗金鉴》之消风散，以疏风养血，清热和营，以化瘀斑；以《金匮要略》之当归芍药散合银柴胡饮，以养血敛阴，缓急止痛。每日插入半剂柴苓汤，乃调达枢机，透理三焦，化气通脉之用，既可消除激素之副作用，又可防邪伤肾府，而使肾脏受累。

鳖甲煎丸证案

万某，男，8岁，学生。2011年11月7日就诊。

患儿家人代述，1周前患儿感冒，服用"阿莫西林""止咳糖浆"。3天后双下肢起红色斑丘疹，略痒，斑点渐增大，压之不退色，斑点先鲜红，后扩大约豆粒大，色暗红，无腹痛，11月5日于某医院诊断为"过敏性紫癜"，查血常规、尿常规均未见异常。服抗过敏药无效。昨晚开始双手无明原因红肿，左手腕部起斑疹，无发热恶寒，面色无华，心肺听诊未见明显异常，腹部平坦柔软，无压痛，纳食一般，二便调。舌淡红，有裂纹，苔剥，脉细数。

辨证：风热蕴于肌肤，迫血妄行。

治法：宣发风邪，清利湿热，活血通脉。

方药：鳖甲煎丸易汤合消风散化裁。

炙鳖甲6g，柴胡10g，黄芩6g，党参10g，桂枝6g，赤芍6g，酒大黄3g，土元6g，地龙6g，鼠妇6g，射干6g，凌霄花6g，瞿麦6g，石韦6g，丹皮6g，炒桃仁6g，葶苈子6g，荆芥10g，防风10g，双花15g，连翘10g，石膏10g，蝉衣6g，蛇衣6g，浮萍6g，紫草6g，当归6g，川芎6g，水牛角10g，生地黄10g，女贞子10g，旱莲草10g，云苓10g，炒杏仁6g，甘草3g，生姜10g，大枣10g。水煎服。

2011年11月21日：患儿父亲亲述，服药10剂后双下肢红色斑疹逐渐好转，纳可，二便调。仍宗原意，守方继服。

2011年12月14日：患儿母亲代述，双上、下肢红色斑丘疹已消，大便正常，纳可，眠好。予以消风散合滋肾敛肝饮化裁。

生地黄15g，党参10g，桂枝6g，赤芍6g，炒白芍6g，山萸肉15g，地龙6g，射干6g，石韦6g，丹皮6g，芦根15g，葶苈子6g，芥穗10g，连翘6g，浮萍6g，紫草6g，当归3g，柴胡10g，水牛角6g，炙乌梅10g，枸杞10g，女贞子10g，旱莲草10g，云苓10g，地骨皮6g，生苡米10g，黄芪15g，大枣10g，生姜10g，甘草3g。水煎早晚分服。

2011年12月21日：患儿母亲代述，药后斑丘疹消退，至今未再出现新的斑疹。舌淡红，苔薄白，脉略沉。服下方巩固疗效。

生地黄 15g，党参 10g，桂枝 6g，赤芍 6g，炒白芍 6g，山萸肉 10g，地龙 6g，石韦 6g，丹皮 6g，浮萍 6g，紫草 6g，当归 3g，防风 6g，炙乌梅 10g，枸杞 10g，女贞子 10g，旱莲草 10g，云苓 10g，地骨皮 6g，生苡米 10g，黄芪 15g，炒苑子 6g，炙甘草 6g。水煎服。

按语：此案患者因外感风热，病情较短，未伤内络，而无腹痛，故予鳖甲煎丸。以鳖甲入肝，除邪养正，以杜血不归经之源。方含小柴胡汤、桂枝汤、大承气汤，为三阳经之药，以透理三焦，调和营卫，推陈致新，以防热郁胃肠血络，而致腹证。射干、葶苈子利肺气；石韦、瞿麦化气散结，以防肾脏受累，而致紫癜性肾病；血因邪聚而热，故以丹皮、凌霄花，去血中伏火、胃肠实热。合以加味消风散，解肌透邪。于是热邪得除，营血得清，离经之血得除，新血得安，而病臻痊愈。

升阳散火汤证案

徐某，女，11 岁，学生。1987 年 4 月就诊。

因"过敏性紫癜"，住小儿科病房十余天，经激素等治疗，紫癜仍时作时隐，腹痛如绞，胸闷喘憋，癜发后内症即解，手足心热，汗出，脉细数，舌红，苔薄黄，舌边有瘀斑。

辨证：少阳清气郁遏脾土，脾胃升生之气不能通达，郁而成热，迫血妄行，离经之血，溢于外络而成肌衄，溢于内络，瘀而不散而致腹痛

治法：升阳散火。

方药：《医宗金鉴》升阳泻火汤加味。

柴胡 12g，人参 9g，炙甘草 9g，升麻 6g，葛根 12g，蔓荆子 10g，白芍 12g，防风 12g，羌活 10g，独活 10g，香附 12g，僵蚕 6g，川芎 12g，紫草 12g，浮萍 6g，生姜 10g，大枣 9g。水煎服。

6 剂而紫癜消退。方加地龙 10g，当归 10g，生地 10g，续

服 20 剂,诸症悉除,未显紫癜。为防复发,上方为散,每次 15g,煎汤服,每日 2 次。

按语:本案患者,因少阳清气郁遏脾土,致脾胃升生之气不能通达,郁而成热,迫血妄行,离经之血,溢于外络而成肌衄,溢于内络,瘀而不散而致腹痛。故治宜升阳散火,故予《医宗金鉴》之升阳散火汤治之。经云:"火郁发之。"方中柴胡剂以散郁清火,因半夏辛温燥烈,与证不利,故去之。用参不用芩,亦去之。且柴胡伍升麻、葛根、羌活、独活、防风、蔓荆子等轻清升散之药,俾清阳出上窍,浊阴走下窍,则升降出入有序,而无郁遏之弊。有散必有收,白芍、甘草酸甘化阴,以收敛耗散之津液;有散必有守,人参、甘草有生津液、补脾胃之功,且甘温之性,以调寒苦之味克伐之弊,其甘润之体,以补火热耗伤之液。方加紫草、浮萍者,清营凉血,发散肌肤之热;僵蚕、香附者,以理气搜风通络,而去瘀斑。

8. 心悸

炙甘草汤证案

仲某,女,31 岁。1986 年 4 月 12 日初诊。

月前因发热、身痛、心慌,以病毒性心肌炎收入院,以西药治疗,经治 1 周,发热、体痛息而出院。然仍心动悸,气短、神疲乏力,心烦,胸闷,自汗出,动则心悸胸闷剧,延余诊治。症见口干舌燥,舌红少津,脉代。

辨证:邪伤气阴,宗气不足,心脉失贯。

治法:益气养阴,助心复脉。

方药:炙甘草汤加味。

炙甘草 12g，红参 10g，桂枝 10g，生地 15g，阿胶 10g（烊化），寸冬 15g，麻仁 10g，生姜 10g，大枣 10g。水煎服。

服药 10 剂后，胸闷、心悸诸症悉减，仍时有短气，予上方加黄芪 20g，黄精 15g。续服 10 剂，诸症豁然若失，嘱服中成药生脉饮以益心脉。

按语：1986 年为丙寅岁，岁水太过，心火受邪，病则身热烦躁，神门脉绝者易死。该年少阳司天，火气下临，肺气上从，火见燔灼，肺金且耗，病见心痛、厥逆、膈不通。4 月 12 日属农历三月，为二之气时，少阴君火，太阴湿土加临，时雨至，火反郁，民病热郁。综上所述，少阳司天，火淫所胜，则温热之气流行。盖因邪热湿毒损伤气阴，故本案病人具心悸、脉代诸症。

炙甘草汤具益气养阴、补血复脉之功，乃《伤寒论》为"伤寒，脉结代，心动悸"证而设。李时珍云："结脉往来缓，时一止复来。""代脉，动而中止，不能自还，因而多动。"本案因热病伤阴，心阴虚无力鼓脉，而致脉代、心悸，故予以炙甘草汤。由此可见，经方之效，诚如明·朱栋隆所云："脉有独病，药有独能，医有独断，三者合一，未有不效者。"陈宗琦《医学探源》云："医者理也，医者为道，非精不能明理，非博不能制其约。能知天时运气之序……处虚实之分，定顺逆之节，察疾病之轻重，量药剂之多寡，贯微洞幽，不失细小，方可言医。"此其阐述《内经》"法于阴阳，和于数术""形与神俱"之论也，当为医者临证所宗。

柴胡加龙骨牡蛎汤证案

刘某，女，39 岁，教师。1983 年 6 月初诊。

患"甲状腺功能亢进"病 1 年，服"他巴唑"期间症减，但每停药后即感心悸，气短，心烦，失眠，易怒，多食善饥，且胸脘满闷，口苦咽干，头晕目眩，目睛胀突，两手震颤。舌红苔黄，脉弦数。

辨证：肝郁气滞，痰气交阻。

治法：解郁化痰，平肝息风。

方药：柴胡加龙骨牡蛎汤化裁。

柴胡15g，黄芩15g，半夏10g，党参12g，龙骨30g（先煎），牡蛎30g（先煎），磁石30g（先煎），桂枝12g，川大黄10g，茯苓15g，生地15g，夏枯草10g，香附10g，百合10g，生姜5片，大枣5枚。水煎服，每日1剂。

服上方36剂后，诸症消失，甲状腺摄[131]碘率正常。

按语：此案虽为"甲亢"，因无甲状腺肿大，故以"心悸"论治，而不以"瘿瘤"论治。以其柴胡证具，故主以小柴胡汤调达气机，解郁化痰；又因其头晕目眩，两手震颤，故予龙骨、牡蛎、磁石平肝息风以镇肝胆；目睛胀实，用补肝散（夏枯草、香附）以解郁除胀；茯苓宁心安神，大黄通腑导滞，可缓胸脘之满。于是以柴胡加龙骨牡蛎汤加味，则郁散结消，神志安和，心悸等症悉除。

9. 胸痹

桂枝汤证案

姜某，男，23岁。1973年10月23日初诊。

去年冬天感冒风寒，愈后则感胸闷，心悸气短，动则自汗，劳作后则剧。心电图示：窦性心动过缓，心率46次/分。延余诊治，查面色少华，神疲乏力，懒气少语，纳食不馨，舌体胖，质淡红，苔薄白，脉迟缓。

辨证：化源不足，营卫失和，元气失充，心脉失濡，发为胸痹（窦性心动过缓）。

治法：调和营卫，益气通脉。

方药：桂枝汤加味。

桂枝 12g，白芍 12g，炙甘草 10g，制附子 10g（先煎），黄芪 15g，黄精 12g，人参 10g，丹参 20g，川芎 6g，鹿角片 10g，生姜 3 片，大枣 3 枚。水煎服。

5 剂后，病情大减，继服 10 剂，诸症若失，心率 60 次/分左右。上方减附子、川芎，加当归 10g，肉桂 6g。又 10 剂，患者欣然相告，诸症悉除，神充体健，心律复常。

按语：桂枝汤被誉为《伤寒论》第一方，除治太阳中风发热汗出外，尚可加减治疗诸多杂病。现代研究表明，桂枝汤具有改善心血管、增强血液循环的作用，故可用于窦性心动过缓。《素问·痹论》云："心痹者，脉不通。"故主以桂枝汤和营卫、荣气血而收功。方中桂枝辛甘而温，以其辛温通脉入心走血分，甘温又能助心阳，与甘草同用，乃辛甘化阳之伍，即桂枝甘草汤，振奋阳气，则脉行有力；芍药甘草汤酸甘化阴；姜枣二药具酸、甘、辛之味，故具和营卫、补气血之功。诸药合用，脉通而心痹得愈。佐以黄芪、黄精、人参大补元气，丹参、川芎养血通脉，鹿角益元补血，附子能温一身之阳，伍人参乃《正体类要》之参附汤，有回阳救逆之功。诸药合用，则肾元充，心阳温，心血足，而心律正常。二诊时，去芎加归，合黄芪寓当归补血汤意，而补心血；去附子加肉桂，佐桂枝甘草汤，以助君火、相火，而心气得充。故药性和合，脉复如常，病臻痊愈。余临证立"二桂甘草方"（桂枝 6g，肉桂 3g，炙甘草 6g，当归 6g，五味子 6g，黄芪 10g），用治心动过缓而胸闷不甚者，或低血压而眩晕不剧者，以其药性平和，"水滴石穿"之久力，而收卓功。

半夏泻心汤证案

李某，男，43 岁。1974 年 7 月 21 日初诊。

既往有冠心病史。近日胸闷如塞，痰多黄稠，心下满而痞硬，恶心脘灼，纳呆，心烦易乱，大便溏，肠鸣辘辘可闻，小便短赤。舌苔边白中间黄，脉右关弱，左关弦。

辨证：脾虚胃弱，心阳不足，痰浊中阻。

治法：健脾和胃，通阳泄浊，豁痰通痞。

方药：师半夏泻心汤意化裁。

姜半夏 10g，黄芩 10g，红参 10g，干姜 6g，炙甘草 10g，黄连 6g，全瓜蒌 10g，大枣 12 枚。水煎，去渣再煎，温服。

服药 5 剂，胸闷脘痞悉减，心烦悉除。又进 5 剂，诸症悉除，守方续服以善后。

按语：《灵枢·厥病》云："厥心痛，腹胀胸满，心尤痛甚，胃心痛也。"意谓中焦脾胃运化失司，痰浊中阻，心阳被郁，而致胸痹。本案病人既往有冠心病史，其胸闷如塞，乃胸阳不振，血行不畅，心绞痛微作而不甚。而心下满而痞硬，痰多黄稠，恶心脘灼，纳呆，小便短赤，肠鸣下利，乃脾胃虚弱，痰浊中阻，蒙蔽心阳而致胸痹。因恶心、胸闷为其主症，故予半夏泻心汤治之。主以半夏豁痰宽胸，降逆止呕；芩、连苦寒降逆，干姜、半夏辛温开结，为辛开苦降、寒温合用之伍，以除胸痹、心下痞；辅以人参、甘草、大枣，以补脾益心而通心阳；全瓜蒌宽中下气，涤痰导滞，而开胸散结。诸药合用，则胸痹、心下痞得解，病臻痊愈。

清·王三尊《医权初编》云："医者，义也。义者宜也。宜者权也。"道至于权变，此即有其证用其方，执古方治今病之义也。

加味生脉饮证案

林某，男，63岁。1977年10月7日初诊。

既往有冠心病史，近几天胸闷，心前区绞痛阵作，昨日夜间憋醒，怔忡，气短乏力，虚烦不寐，纳食呆滞，眩晕，耳鸣，二便自调。舌红少苔，脉细数。X线胸透检查示：主动脉迂曲延伸。心电图检查示：冠状T波。

辨证：气阴两虚，心脉痹阻。

治法：益气养阴，通脉导滞。

方药：加味生脉饮。

红参10g，黄精15g，首乌30g，寸冬30g，茯苓15g，五味子12g，当归12g，白术12g，丹参30g，黄芪20g，白芍15g，炙甘草10g，大枣4枚。水煎服。

迭进三十余剂，诸症大减，但仍有心悸，舌淡少苔，脉沉细。

上方加柏子仁15g，桑椹15g，水煎服。

上方续进12剂，病情稳定，唯纳食不馨，仍宗原意。

红参10g，首乌12g，寸冬15g，五味子15g，桑椹30g，麦冬30g，柏子仁15g，茯苓12g，陈皮10g，白术12g，焦山楂10g，炙甘草10g。水煎服。

经治3个月，诸症悉除，心电图正常。

按语：气为阳，血属阴，气为血帅，血为气母，气血有阴阳互根、相互依存之用。气之出入升降治节于肺，肺气贯脉而周行于身。心气不足，鼓动无力；阴血亏耗，血府不充；心失血养，脉失濡润；气虚血瘀，血行不畅，重者心血瘀滞，发为胸痹、心痛。本案患者即属此因而发。加味生脉饮，方由人参、麦冬、五味子、制首乌、黄精、丹参组成。方中主以生脉饮合首乌、黄精、丹参，益气养阴，活血通脉。药加茯苓、白术、炙甘草者，乃寓四君子汤，增其益气养脾之功；当归、黄芪乃当归补血汤之意，则心气足、心脉养而脉通。《神农本草经》云五味子"主益气""劳伤羸瘦，补不足，强阴"。今云生脉，乃取敛肺气、益肾元，俾宗气充、肾气足而心脉得通之谓也。且现代药理研究表明，五味子有兴奋呼吸中枢作用，可调节心血管系统功能，改善失常的血液循环状态。诸药合用，心气得充，心血得养，心脉得通而病愈。

瓜蒌薤白白酒汤证案

李某，男，50 岁。1977 年 3 月 7 日初诊。

患阵发性左膺胸痛数年，曾于县医院诊为冠心病，近期胸闷加剧。心前区疼痛频发，且波及背部，肢体麻木，形寒肢冷，倦怠乏力。自寒冬始，阴雨天则"背与心相控而痛"。舌淡，苔薄白，脉沉迟。心电图示：冠状动脉供血不足。

辨证：寒邪壅盛，阻遏心阳。

治法：宣痹散寒，温心通阳。

方药：瓜蒌薤白白酒汤合失笑散化裁。

瓜蒌 30g，薤白 10g，桂枝 12g，丹参 30g，五灵脂 10g，蒲黄 10g，仙灵脾 10g，降香 10g，郁金 12g，炙甘草 10g。水煎服。

服药 5 剂，胸膺闷痛减，仍纳呆脘痞。仍守原法，佐以健脾豁痰之剂。

瓜蒌 12g，薤白 10g，桂枝 10g，仙灵脾 10g，红参 10g，白术 12g，丹参 30g，川芎 10g，降香 12g，炙甘草 10g。水煎服。

续服 5 剂，药后诸症递减，心绞痛未发。仍宗愿意，加当归 12g，黄芪 30g。

3 月 30 日，患者欣然相告：经服中药二十余剂，胸痹悉除，心绞痛未发，纳食渐馨。查心电图恢复正常，复做运动负荷试验亦明显改善。

按语：《素问·调经论》云："血气者，喜温而恶寒。寒则泣而不流，温则消而去之。"《素问·举痛论》云："经脉流行不止，环周不休。寒气入经而稽迟，泣而不行。客于脉外则血少，客于脉中则气不通，故猝然而痛。"夫寒为阴邪，戕伐阳气；寒性凝滞，阻塞经隧；寒性收引，寒则心脉缩蜷而绌急。经血瘀阻心络，心脏缺血缺氧，致部分心肌坏死，产生剧痛，形成真心痛（心肌梗死）。本案患者，每值寒冬或阴雨之日，必发病，病因即寒邪所致也，加之素体阳虚，内寒亦盛，故寒凝心脉而发，此即瓜蒌薤白白酒汤之证也。药加桂枝、甘草，乃桂枝甘草汤辛甘化阳通脉之用；仙灵脾甘温补肾助阳，火旺土健，俾脾运以化湿浊；君火相火同气相求，故肾阳充而心阳得健，心气得行。药用失笑散、川芎、丹参乃活血通脉之资；郁金辛开苦降，芳香宣达，行气解郁，为血中之气药；降香辛散温通，通脉行瘀，入心经之血分。诸药合用，心脉通，胸痹解。

血府逐瘀汤证案

鲁某，男，46岁。1981年10月21日。

既往有高血压、高脂血症。今晨突感左胸刺痛，痛处不移，继而痛剧，汗出肢冷，面白唇紫，胸闷脘痞，急来医院就诊。舌暗而有瘀点、瘀斑，苔白薄，舌下络脉暗紫，脉沉弦而涩。血压180/110mmHg。X线胸透示：主动脉迂曲延伸。心电图示：①窦性心动过缓。②窦性心律不齐。③右束支传导阻滞（完全性）。④左心室高电压。

辨证：气滞血瘀，心脉痹阻。

治法：活血理气，化瘀通络。

方药：血府逐瘀汤加减。

当归15g，赤芍15g，丹参30g，桃仁10g，红花10g，香附12g，牛膝12g，桔梗10g，柴胡12g，枳壳10g，郁金10g，降香12g，地龙12g，土鳖虫20g，炙甘草10g。水煎服。

服药10剂，诸症如前，胸闷见著。此乃心阳不振，治宜温补心阳，化瘀通脉，方佐《景岳全书》之保元汤，上方加红参10g，黄芪15g，肉桂6g，水煎服。

继服中药30剂，胸闷痛悉除，查心电图明显改善，再佐服生脉饮以善其后。

按语：肝主疏泄，性喜条达，有疏通脉道之用，调节情志之能。恚怒伤肝，思虑伤心。肝气郁滞，心气郁结，气滞血瘀，心脉痹阻，气机不畅，闭阻心脉，发为胸痹、心痛。本案胸闷刺痛剧烈，痛不移处，舌质紫暗而见瘀点、瘀斑，脉涩，示气滞血瘀，心脉痹阻。其治宜调达气机，活血通脉，故方用血府逐瘀汤。该方寓四逆散疏肝理气行其气，桃红四物汤活瘀通脉行其血；药用桔梗，取其辛而平，开提肺气，为诸药舟楫，载之上浮，以宣达宗气，而通心脉；牛膝生用，性善下行，活血行瘀。二药相伍，乃欲升先降，欲降先升，斡旋气机之伍。故该方为治疗血府瘀阻心绞痛之良方。方加香附、郁金、降香、地龙、土鳖虫诸约，以助其理气导滞、活血通脉之力。

活血化瘀之剂，虽具活血通脉之功，然久服易耗气伤阴，故宜中病即止，或以丸剂缓通，或佐益气养阴之生脉饮，或予益气健脾之保元汤。

保元汤有二，《景岳全书》方为人参、黄芪、炙甘草、肉桂、糯米，《医学入门》方为人参、黄芪、甘草、生姜。

人参汤证案

赵某，男，67岁。1973年10月26日初诊。

既往有冠心病史，胸膺痛数年，近日胸闷隐痛，时作时止，伴腹满，短气心悸，汗出，畏寒，肢冷，腰酸乏力，嗜卧，面色苍白，唇甲淡白，舌淡白苔，脉微细。

辨证：胸阳虚衰，气机痹阻。此即《素问·痹论》"心痹者，脉不通"之谓也。心以血为用，以阳为本，心血运行，依赖心阳温煦，心气推动。人中年以后，阳气日损，阴气日增。

治法：益气温阳，佐以养血通脉。

方药：人参汤加味。

红参10g，干姜10g，白术10g，炙甘草10g，地龙10g，丹参10g。水煎服。

服药5剂，胸闷、肢冷、汗出悉减。为启下焦生气，原方加制附子10g，又服5剂，诸症豁然，感胸畅心舒，活动有力，要求续服。遂以上方制成水丸，常年服之，乃淳曜敦大，光照三焦之谓。

按语：成无己云："心肺在膈上为阳，肾肝在膈下为阴，此上下脏也。脾胃应土，处在中州，在五脏为孤脏，属三焦曰中焦，自三焦独治在中，一有不调，此丸专治，故名曰理中丸。"故理中丸为温中祛寒、补气益脾，治疗四逆证之要剂。理中丸在《金匮要略》中称人参汤，今多以汤入药。《内经》云："脾欲缓，急食甘以缓之。"缓中健脾，必以甘为主，故人参为君。《内经》又云："脾恶湿，甘胜湿。"故温中胜湿，必以甘为助，故又以白术为臣。于是方中人参、炙甘草补气益元，白术健脾燥湿，干姜温中散寒，诸药合用，以收辛温通阳、开痹散寒之功。脾阳得运，胸阳得振，阴寒得除，而胸痹得解。病缓需久服者用丸剂，病情急者用汤剂，乃理中丸一方二法也。药加丹参、地龙，以活血通脉，佐人参汤共成益气温阳、活血通脉之功，而"心痹者，脉不通"之证可除。

柴胡桂枝干姜汤证案

于某，男，48 岁，农民，1989 年 6 月初诊。

3 年前起，每遇劳累或情志不畅则胸闷憋气，长深呼吸方感稍畅，经西医检查诊为"冠状动脉供血不足"。经常服用复方丹参片、冠心苏合丸、活心等药，病情仍时作。3 天前在田间劳动时，突感头眩目旋，即仆倒在地，因当时无人发现，故发作时情况不明。醒后感胸闷憋气，心中发乱，头晕目眩，恶心欲吐，不敢活动及站立，稍站立即有欲仆感。农村医生诊其病，言为"心动过缓（38 次/分），心源性休克"，给予"阿托品、谷维素及扩冠脉药"，病情无显著好转，故来诊。脉迟（44 次/分），舌暗淡，边有齿痕，苔白滑。心电图示：心动过缓（42 次/分），慢性冠状动脉供血不足。

辨证：枢机不利，阳气被郁，胸阳不振，痰浊壅滞，而致胸痹。

治法：枢转气机，温阳化饮，豁痰开结。

方药：柴胡桂枝干姜汤加味。

柴胡 12g，桂枝 12g，干姜 10g，制半夏 12g，红参 15g，黄芪 15g，制附子 15g，丹参 15g，檀香 10g，炙甘草 10g，大枣 10g。水煎服，每日 1 剂。

3 剂后，眩晕减，胸闷亦减，继服 3 剂，其症去其大半，上方改制附子 6g，5 剂后诸症悉除。

按语：柴胡桂枝干姜汤，方出《伤寒论》，原为少阳病兼水饮而设。本案病人以此方治之而收功，盖由柴胡剂调达气机，因黄芩苦寒，于证不利，故去之。桂枝、干姜、甘草辛甘化阳，化气通阳泄浊则胸痹得解；药加附子伍人参为《正体类要》之参附汤，附子伍干姜、甘草为《伤寒论》之四逆汤，二方均为回阳救逆剂，以治阳气衰微、内外俱寒之证；檀香利膈宽胸，行气止痛，丹参活血通脉，二药同用，为冠心病具气滞血瘀证者常用之药对；黄芪补气升阳，与附子相伍，名芪附汤，为治阳虚证之效方；与人参相伍，名参芪汤，为治气虚证之良剂；方中人参、黄芪、桂枝、炙甘草，名保元汤，乃益气通阳之要方。诸药合用，则寒解、瘀去、浊化，而胸痹得解。

10. 不寐

黄连阿胶汤证案

宫某，女，41 岁，教师。1989 年 10 月 21 日初诊。

因任高中班主任，教学压力大，致失眠 2 年，曾服多种镇静安眠药物不效，故延余诊治。自述入夜则心烦神乱，辗转反侧，难以入寐，闻挂钟声亦烦。伴头晕、耳鸣，健忘，腰膝酸楚，口干少津。舌红，脉细数。

辨证：肾阴不足，火旺水亏，心肾不交。

治法：滋阴降火，交泰心肾。

方药：师黄连阿胶汤意化裁。

黄连 12g，黄芩 10g，制白芍 10g，鸡子黄 1 枚（烊化），阿胶 10g（烊化），炙鳖甲 10g，炙龟甲 10g，远志 10g，莲子心 6g。嘱以仲景煎服法用之。

服药 5 剂，即安然入寐。续服 5 剂，诸症若失。减二黄之量，加炒枣仁 15g，柏子仁 15g，服 10 剂后，欣然相告病臻痊愈，再以天王补心丹善其后。

按语：黄连阿胶汤，方出《伤寒论》，由黄连、黄芩、芍药、阿胶、鸡子黄组成，乃为"少阴病，得之二三日以上，心中烦，不得卧"之证而设。心烦，难以入寐，口干少津，盖因肾阴不足，不能上济心火，心火亢于上，扰乱心神。方以芩、连之苦以除热，鸡子黄、阿胶之甘以补血，芍药之酸以敛阴泄热。本案方加炙鳖甲、龟甲滋养肝肾之阴，远志、莲子心、枣仁、柏子仁清心火、养心阴而宁心神。诸药合用，心肾之阴得滋，心火得清，水火既济，心神得安，则可入寐也。

栀子豉汤证案

陈某，男，26 岁。1973 年 11 月 16 日。

患者为民办教师，值"文革"期间，民办教师久未"转正"，因久思郁闷，致烦热不宁，夜难入寐。舌质偏红，舌苔微黄，脉弦数。

此乃情志抑郁，枢机不利，气机不畅，而致抑郁寡欢，精神萎靡，心烦不得眠。予柴胡加龙骨牡蛎汤 3 剂。

药后诸症悉减，续服 3 剂，效不显，遂问道于吉忱公。公曰：此人虽有郁火扰心神，但无烦惊，且柴胡久服疏泄耗阴，故不显效。此患者正气虚衰，邪气不盛，当宗仲景"虚烦不得眠"，"心中懊恼，栀子豉汤主之"。遂调经方栀子豉汤。

处方：生栀子 10g，淡豆豉 15g，如仲景法煎服之。

3 剂服后欣然相告：心烦息，神情朗然，夜寐宁。续服 5 剂，诸症悉除。嘱服天王补心丹，滋阴养血，补心安神。

按语：患者久思郁闷，致枢机不利，胆火被郁，热扰心神，故心烦不得眠。初予柴胡加龙骨牡蛎汤，虽见效但不显，且柴胡久服易劫肝阴，故柴胡剂不易久服。患者久思致忧愁悲伤，肺在志为忧，久之则热郁胸膈，心烦懊恼，故复诊予以栀子豉汤。方中主以栀子，苦寒清热除烦，又导火下行；豆豉气味俱轻，宣散胸中郁热，又和降胃气。二药相伍，降中有宣，宣中有降，为清宣胸中郁热，解虚烦懊恼不眠之良方，故 8 剂而愈。

　　清·任越庵《伤寒法祖》云："因名立方者，粗工也；据症定方者，中工也；于症中审病机、察病情者，良工也。"余一诊处柴胡剂而效不显，"粗工"也，家父察病情、审病机，示用栀子豉汤而收功，"良工"也。故余诚信秦伯未语："医道在乎识证、立法、用方，此为三大关键。"

11. 癫 狂

桃核承气汤证案

　　吕某，女，19 岁。1972 年 10 月 28 日初诊。

　　正值经期，因怒愤愤，日久郁而化火，血并于阳，瘀热互结，遂致狂病，届时已三月余。症见性情躁动，头痛不寐，毁物，面红目赤，凝眸怒视，口燥便秘。舌绛，苔黄腻，脉弦数。当予散热消瘀之剂，师桃核承气意治之。

　　处方：桃仁 12g，大黄 10g，桂枝 10g，芒硝 6g，郁金 10g，枯矾 3g，生甘草 10g。水煎服。

　　服药 5 剂后，家属欣然相告，神识清，大便通，烦躁减。然仍时见神志呆滞。予以大黄、芒硝量减半，加礞石 10g，磁石 10g，香附 10g。续服 10 剂，病愈。家属恐其复发，要求继续治疗，以末次处方制成水丸善后。

　　按语：桃核承气汤，又名桃仁承气汤，方由调胃承气汤加桂枝、桃仁而成，乃《伤寒论》为太阳病而血热互结，留于下焦证设方。余初诊瞬间，疑为柴胡加龙骨牡蛎汤证，倏尔又思此案患者恰值经期，因恚怒郁而化火，血并于阳，瘀热互结，迫于下焦，而致蓄血证。热在血分，有谵语躁动，扰于心神，水火失济，故其人如狂。其治当破血下瘀以逐下焦血分之热，故而选用桃仁承气汤。方中主以桃仁活血通瘀，大黄祛瘀泻热推陈，共奏破瘀泄热之功。桂枝、甘草辛甘化阳，助桃仁通行血脉；芒硝、大黄、甘草乃调胃承气汤，芒硝泻热软坚，助大黄通瘀泄热。诸药合用，蓄血去，郁热消，水火既济，心肾得交，而狂证得解。

12. 痫证

柴胡桂枝汤证案

唐某，男，21 岁。1989 年 12 月 5 日初诊。

有癫痫病史十余年，近 1 年来，病情加重，每日发作四五次，伴头目眩晕，胸胁满闷，默默不欲饮食，抽搐后感四肢肌肉酸痛不适。舌淡红，白苔，脉弦细而略数。予以柴胡桂枝汤加味治之。

处方：柴胡 12g，黄芩 12g，党参 12g，半夏 6g，桂枝 12g，白芍 12g，磁石 12g（先煎），炙龟甲 10g，竹茹 12g，生姜 3 片，大枣 5 枚。水煎服，每日 1 剂。

3 日后诸症有减，每日发作 2 ~ 3 次，肌肉酸痛减轻。服至 5 剂后，每日仅发作 1 ~ 2 次，但有时感四肢脊背发紧欲作抽搐，上方加葛根 30g，迭进 10 剂，病情基本稳定，未再出现大发作，仅短暂头晕，双目睛向上稍斜，瞬间即逝，又守方继服 10 剂，病愈。

再予十味定痫散以善后。

按语：本案痫证发作，必伴头目眩晕，此乃少阳证候也；胸胁满闷、默默不欲饮食乃小柴胡汤证之"胸胁症""胃肠症"，故主以小柴胡汤。且痫证具"休作有时"的柴胡证特点。《内经》云："营卫不行，五脏不通。"五脏不得安和，少阳被郁，郁则化火，火性炎上，而扰清窍，发为痫证。桂枝汤有调和营卫、安内攘外之功。故予以柴胡桂枝汤，则津液通，营卫和，五脏安和，郁火得消，清窍得清，故病臻痊愈。加龟甲、磁石乃平肝安神之用，竹茹乃清心除烦之施，诸药合用，则眩晕、心烦之症亦除。

阳和汤证案

王某，男，29岁。1977年3月11日初诊。

半年前在劳动中突感恶心，眩晕，头痛，耳鸣，心慌，瞬间昏仆，口吐涎沫，四肢搐搦，片刻清醒，一如常人，病后感极度疲惫，其后月余又发一次。近半月来发作较频，或三五日一发，或六七日一发，甚恐之，故来我院就诊，经检查确诊为"癫痫小发作"，而转中医治疗。面色苍白，疲惫无神，毛发枯槁。既往有遗精、健忘、腰痛病史。舌淡，苔薄白，脉沉细无力，两尺脉弱。

辨证：肾精亏损，督脉空虚，髓海不足。

治法：培肾填精，温督益髓，豁痰开窍。

方药：阳和汤合定痫方加减。

熟地30g，肉桂3g，鹿角胶9g，白芥子6g，炙麻黄1.5g，炮姜3g，南星6g，竹沥10g，天竺黄6g，白矾6g，瓜蒌仁12g，蜈蚣2条（研冲），石菖蒲10g，赭石10g，姜半夏10g，朱砂1.5g（冲），炙甘草6g。水煎服。

上方服用4剂后痫证未发，续服4剂，其后以上方配丸药一料予服，两年后欣告癫痫未复发。

按语：本案患者因肾元亏虚，髓海不足，痰浊蒙蔽清窍而发痫疾。方用阳和汤取其具益元荣髓、化痰开结之功。方中熟地益肾填精，大补阴血，俾化气有源，任为主药。鹿角胶为血肉有情之品，生精补髓，养血荣督，有维系奇经之用。"阳跷为病，阴缓而阳急；阴跷为病，癫痫瘛疭。"故鹿角胶可维系跷脉，止痉制挛，定搐息痫，而为辅药。肉桂、炮姜温经散寒而通血脉；麻黄、白芥子散滞而化痰结，共为佐药。甘草补脾益气，安和五脏，为使药。药合定痫方，可豁痰化浊，制痉定痫。

本案选用阳和汤加味，非臆造也，乃有其证，用其方，选其药。诚如《怡堂散记》所论："医者，意也；药者，瀹也。谓先通其意，而后用药物以疏瀹之也。"

加味二陈汤证案

衣某，女，32岁。1977年10月21日初诊。

癫痫发作，历时年余，发无规律。发前眩晕头痛，胸闷短气，继而晕仆，昏不识人，牙关紧闭，面部及肢体搐搦，移时苏醒。平素周身重着，精神萎靡，言语如常。腹部及双臂有黄豆粒大结节十余枚，于某医院行皮下结节活体组织检查，诊为脑囊虫病。舌质淡，苔白腻，脉沉弦。

诊断：癫痫（脑囊虫病引发痫证）。

辨证：痰壅虫扰，蒙蔽清窍。

治法：化痰散结，开窍醒神，杀虫定痫。

方药：加味二陈汤。

陈皮12g，姜半夏10g，云苓15g，白芥子12g，薏苡仁30g，夏枯草10g，制香附10g，雷丸10g（研冲），榧子仁10g（研冲），琥珀6g（研冲），胆南星10g，全蝎6g，僵蚕10g，郁金10g，远志10g，天竺黄10g，石菖蒲10g，炙甘草10g，乌梅10g，生姜10g。水煎服。

11月2日：连进10剂，眩晕若失，其间痫证仅发一次。上方加瓜蒌仁12g，水牛角10g，水煎服。

11月23日：续服20剂，痫证未发，虫瘤消退，已能劳作。效不更方，嘱续服30剂，辅以食用南瓜子。

按语：囊尾蚴侵入皮下组织与肌肉可形成结节，囊虫病侵及脑可引发癫痫。对囊虫病皮下结节，清·罗国纲《会约医镜·论诸虫》云："项间及身上生瘤，而痒不可忍者，内有虫，宜剖之，虫净而愈。"并有虫瘤、痰核之病名。关于脑囊虫病并发癫痫，《证治准绳》云："虫积，多疑善惑，而成癫痫。"复云："痫病日久而成窠囊，窠囊日久而生虫。"先哲描述如此中肯，殊属难能可贵。其治法，宜先杀虫理气，后健脾养胃。南瓜子、雷丸、榧子仁为治绦虫之有效中药。加味二陈汤为家父吉忱公所立，此即"医者，意也，不离古法，不执古方，言贵乎圆通也"（陈修园语）。主以二陈汤以燥湿化痰，理气和中；合入白芥子利气散结，祛皮里膜外之痰；加薏苡仁健脾渗湿，解筋急拘挛之搐搦。囊虫病皮下结节，加胆星、夏枯草、香附，以化痰利湿，软坚散结；脑囊虫病并发癫痫，加全蝎、僵蚕、郁金、远志、天竺黄、菖蒲，以豁痰开窍，定痫制搐。健脾化痰，杀虫散结，消补兼施，扶正祛邪，而病臻痊愈。

13. 郁证

柴胡加龙骨牡蛎汤证案

王某，女，42岁。1974年11月20日初诊。

月经先期，色紫量多，夹有血块，经行腰腹痛，经前乳房胀痛。带下量多，黄浊臭秽。抑郁寡欢，胸胁苦满，脘痞腹胀，嗳气则舒。纳呆恶心，咽中如梗，吞吐不利。口苦咽干，大便秘结，心烦易惊，少寐多梦。历时八年，每值心情不快而加重，视之形容憔悴，面色晦暗，痰浊白黏，舌红苔白，脉沉弦。

辨证：情志不遂，气机壅滞。

治法：化痰散结，达郁宁神。

方药：师柴胡加龙骨牡蛎汤意。

柴胡9g，黄芩9g，半夏9g，大枣10g，生姜10g，生龙骨30g（先煎），生牡蛎30g（先煎），茯苓12g，桂枝9g，酒大黄12g，朱砂1g（冲），党参15g，远志9g。水煎服。

嘱：戒郁怒，慎七情。

连进4剂，胸闷轻，胁胀减，咽中清，痰吐爽，恶心失，烦热轻，夜寐可，二便如常。脉略弦，舌红苔白。守方续服。

复进8剂，诸症豁然，胸胁胀闷消，咽中炙脔除，纳运如常，夜寐安宁，面容欢笑，言谈侃健，偶见烦躁。脉濡缓，左关略弦，舌红苔白。予安神补心丸善后。

按语：郁证良由情志抑郁，气机郁滞使然。凡因情志怫郁，气机不畅，乃至脏腑不和而致之病咸属之。《素问·六元正纪大论》提出五郁治法，"木郁达之"尤有指导意义。郁证初起，情怀抑郁，气机不畅，常见抑郁寡欢，精神萎靡，胸闷胁痛，纳呆脘痞等症，治宜疏肝达郁。故本案予以柴胡加龙骨牡蛎汤，而病臻痊愈。考柴胡加龙骨牡蛎汤，源于张仲景《伤寒论》，为少阳证误下烦惊谵语设方。本方为小柴胡汤的变法，由小柴胡汤去甘草，加龙骨、牡蛎、茯苓、铅丹、桂枝、大黄组成。方以柴胡疏肝达郁，推陈致新；黄芩除胸胁烦满，清热燥湿；半夏降逆祛痰，消痞散结；生姜祛痰下气，解郁调中；大枣安中养脾，坚志强力；人参补气和中，宁神益智；茯苓健脾化痰，宁心安神；今多以朱砂代铅丹镇心安神，主惊痫癫疾；远志可宁心安神；龙骨、牡蛎镇静安神，软坚散结；桂枝和营行瘀，降逆散结；大黄通瘀导滞，安和五脏。

柴、芩相伍，则具清热解郁之力；芩、夏相须，则彰清热化痰之能；姜、枣合用，则著调营扶正之力。全方为和解少阳、镇惊除烦之剂。今用以治疗郁证，乃取其疏肝达郁，宁神除烦，降冲镇逆，化痰散结之功。

14. 胃 痛

附子泻心汤证案

宫某，男，43 岁。1975 年 3 月 16 日初诊。

既往有慢性胃炎、结肠炎病史。近 1 周来，心下痞满，隐隐作痛，胃脘灼热不舒，嗳气心烦，纳呆，大便溏，小腹冷痛。舌红，苔黄白相兼，脉右关沉细，左关弦大。

辨证：肠寒胃热，寒热错杂，致心下痞。

治法：泻热消痞，温阳健脾。

方药：附子泻心汤加味。

大黄 10g，黄连 10g，黄芩 10g，制附子 10g，竹茹 10g。水煎，去渣再煎，温服。

服药 3 剂，欣然相告，诸症若失，大便微溏。上方三黄各用 6g，续服 3 剂，诸症悉除。嘱用窦材灸法，艾灸食窦、中脘、关元、足三里，以健脾和胃通痞。

按语：附子泻心汤，方出《伤寒论》，乃为热痞兼阳虚证而设。本案病人有慢性胃炎、结肠炎史，近因无形热邪结聚于胃脘，致邪热有余，正气不足，而作心下痞。故药用三黄清热泻痞，而心下痞得除；附子以其峻补下焦元阳之功而逐里寒，又以其能温补脾肾，而大便溏、小腹冷痛以解。方加竹茹，以其甘淡微寒，善于涤热、止呕、除烦，乃一味治胃热虚呕逆之良药。

厚朴生姜半夏甘草人参汤证案

赵某，女，52 岁。1973 年 10 月 17 日初诊。

素禀不足，既往有十二指肠球部溃疡病史。近日腹部胀满，饭前胃脘绵绵作痛，口吐清水，喜温喜暖，四肢欠温，大便溏，舌质淡，苔薄白，脉虚缓。

辨证：脾虚气滞腹胀。

治法：健脾和胃，消痞除满。

方药：厚朴生姜半夏甘草人参汤加减。

厚朴 12g，党参 12g，姜半夏 10g，炙甘草 6g，陈皮 10g，生姜 10g。水煎服。

服药 5 剂，诸症豁然若失，续服 5 剂，病愈。嘱服香砂养胃丸以健脾和胃，防其复发。

按语：厚朴生姜半夏甘草人参汤，乃《伤寒论》为伤寒发汗后，脾虚气滞而致腹胀满者而设。关于其方名，陶弘景认为："但以某药名之，亦推主为识之义同。"本案用此方，以其能健脾温运，宽中除满。方中厚朴苦温以消腹胀，生姜辛开理气，半夏散结燥湿；参、草甘温，培土健脾以助运化。诸药合用，升清降浊，理气调中，补而不腻，消而无伤，共成健脾宽中之效，为补泻兼行之法。本方行气消满之力大于健脾益气之能，对脾虚气滞之证，寓有治标宜先、治本宜缓之意。本案加陈皮，以其辛苦性温，气芳香入脾肺，能健脾和胃，理气导滞，其用之妙，诚如《本草求真》所云："同补剂则补，同泻剂则泻，同升剂则升，同降剂则降，随其所配，而得其宜。且同生姜则能止呕，同半夏则能豁痰，同杏仁则治大肠气闭，同桃仁则治大肠血闭。"故为二陈、平胃、六君子汤诸方之用药。

柴胡桂枝汤证案

房某，男，56 岁。1990 年 8 月初诊。

20 年前，极度饥饿后感胃脘痛，以后每当饥饿时即发，以钡餐检查诊为"十二指肠球部溃疡"，曾服"痢特灵"等药，病情好转，近因情志不畅而诸症又作，且较前为重，时有恶心、呕吐，呕吐物为胃内容物，口苦咽干，不思饮食，脉弦，舌质暗淡，苔白滑。

辨证：枢机不利，营卫失和，气机壅滞。

治法：调达枢机，和胃降逆。

方药：柴胡桂枝汤加味。

柴胡 12g，桂枝 12g，黄芩 12g，党参 12g，姜半夏 10g，白芍 12g，旋覆花 15g（包），代赭石 15g（先煎），竹茹 15g，甘草 10g，生姜 10g，大枣 10g。水煎服，每日 1 剂。

3 剂后，恶心呕吐及脘腹胀闷消失，再进 3 剂，恢复如初。为彻底治疗之，柴胡桂枝汤原方继服 20 剂，钡餐透视十二指肠溃疡已愈，但因病久，球部因斑痕牵拉而变形，予黄芪建中汤续服一月。半年后随访，未再发。

按语：柴胡桂枝汤首见于《伤寒杂病论》，乃小柴胡汤合桂枝汤而成。小柴胡汤乃调达枢机、透理三焦、调和胃肠之要剂，而桂枝汤《伤寒论》列之为调和营卫之剂，外证得之而解肌腠经络之邪，内证得之而补五脏之虚羸。营卫不和，则百病生焉，故《内经》云："营卫不行，五脏不通。"而桂枝汤安内攘外，善于调和营卫，仲景列为"群方之冠"。柴胡桂枝汤兼小柴胡汤、桂枝汤双方之效，内可入至阴，外可达皮毛，其要旨在于启枢机之运转，俾开合之职守，升降之序存，气血之运畅。然柴胡桂枝汤中无止痛之药，而《金匮要略》谓其"治心腹卒中痛"者，乃芍药甘草汤，酸甘化阴，缓急止痛之功也。且柴胡桂枝汤通经络，和气血，此乃"痛则不通，通则不痛"之谓也。由于枢机不利，气化功能失常，气血运行受阻，或凝滞不通，或筋脉失荣，或肌腠失濡，而发疼痛，这就是柴胡桂枝汤治"心腹卒中痛"的原因。此案患胃脘痛二十余年，而主以此方，功主启关转枢，调和营卫，俾三焦通透，津液运行，疼痛遂止。病人时恶心、呕吐，苔白滑，乃脾胃失运，痰饮内生之证，故合入旋覆代赭汤加竹茹，以和胃降逆，化痰下气，乃除痰气痞之法也。当脘痛腹满解后，予以黄芪建中汤善后，因"人以胃气为本"，取其益气建中之效。

小建中汤证案

姜某，女，42 岁。1974 年 11 月 16 日初诊。

素有胃脘痛史，每至经期必发。近因食冷而发，又值行经期，症见胃脘隐痛，喜温喜按，空腹痛剧，纳呆，神疲乏力，大便溏薄，舌淡苔白，脉弦。

辨证：脾胃虚寒，经期阴血趋下灌注胞宫，而冲脉之气浮越于上，夹胃气上逆，气机不畅，而发胃脘痛。

治法：温阳健中，和冲降逆。

方药：小建中汤加减。

白芍 30g，桂枝 12g，炙甘草 10g，大枣 12 枚，生姜 10g，小茴香 6g，饴糖 15g（烊化）。水煎服。

服药 3 剂，诸症若失，续服 3 剂，病愈。嘱其平时服益母草膏和良附丸，经前二周续服加味小建中汤。续调 3 个月，再未复发。

按语：本案为中焦虚寒，化源不足，气血亏虚，营卫不和，冲任失调而致经来脘痛。小建中汤方由桂枝汤倍芍药加饴糖而成。方中桂枝汤和营卫，补气血，安和五脏，以调冲任；倍用芍药乃酸甘化阴之用，重用饴糖乃甘温补中之施。诸药合用，温中健脾，平秘阴阳，调和营卫。王晋三云："建中者，建中气也。名之曰小，酸甘缓中，仅能建中焦营气也。前桂枝汤是芍药佐桂枝，今建中汤是桂枝佐芍药，义在偏重于酸甘，专和血脉之阴。芍药甘草有戊己相须之妙，胶饴为稼穑之甘，桂枝为阳木，有甲己化土之义，使姜枣助脾与胃行津液者，血脉中之柔阳，皆出于胃也。"

乌梅丸证案

徐某，女，39 岁。1998 年 6 月 19 日初诊。

既往有慢性胃炎、肠炎史。近几天大便溏，日三四次，小腹冷痛，胃脘灼痛，嗳气频作，心烦易乱，舌红，苔黄白相兼，脉右关沉细，左关弦大。

此乃脏寒腑热之候，故予以乌梅丸易汤化裁。

制乌梅 12g，干姜 6g，黄连 6g，黄芩 10g，制附子 12g，桂枝 12g，红参 12g，当归 10g，川椒 6g，炙甘草 6g。水煎服。

服药 5 剂，诸症悉减，上方加炒白术 15g，枳实 6g，续服 5 剂，肠胃无不适，嘱服补脾益肠丸、乌梅丸以善其后。

按语：乌梅丸乃《伤寒论》为厥阴病寒热错杂证而设。本案病人为脏寒腑热之候，故予乌梅丸易汤治之。柯琴尝云："仲景之方，多以辛甘、甘凉为君，独此方用酸收之品者，以厥阴主肝属木也。《洪范》云：木曰曲直，曲直作酸。《内经》曰：木生酸，酸入肝，以酸泻之，以酸收之。君乌梅之大酸，是伏其所主也。"此案用之，是以其味酸涩，涩肠止泻而成"伏其所主"之功。方佐黄连泻心而除痞，黄柏滋肾以除烦热。柯琴复云："肾者，肝之母，椒、附以温肾，则火有所归，而肝得所养，是因其本也。肝欲散，细辛、干姜以散之。肝藏血，桂枝、当归引血以归经也。寒热并用，五味兼收，则气味不和，故佐人参调其中气。以苦酒浸乌梅，同气相求，蒸之米下，资其谷气。"故诸药合用，脏寒腑热之证得除。待其病愈，"加蜜为丸，少与渐加止，缓以治其本"，此乃善后之用也。

15. 泄泻

桂枝人参汤证案

郑某，男，49 岁。1977 年 9 月 7 日初诊。

患慢性肠炎经年，下利重即自服黄连素片而缓解。近下利赤白黏冻，白多赤少，伴腹痛，里急后重，纳呆食少，心下痞满，头身重困，神疲肢冷，舌质淡，苔白腻，脉沉缓。

辨证：此乃脾胃虚弱，中焦虚寒，寒湿之邪留着肠中，气机阻滞，传导失常所致。

治法：健脾和胃，温化寒湿，佐以涩肠固滑。

方药：桂枝人参汤加减。

桂枝 12g，炙甘草 12g，炒白术 15g，红参 15g，干姜 12g，地榆 15g，紫参 15g，乌梅 10g。宗仲景法，先煮术、参、姜、草四味，取汁更煮余药，温服。

服药 5 剂，诸症豁然。原方加诃子 12g，肉豆蔻 6g，续服 10 剂，病臻痊可。予上方制成散剂，常规服用，以建中州、温下元。

按语：桂枝人参汤，乃《伤寒论》为误下后脾气虚寒，而表邪未解证而设。方中桂枝通阳化气，以助脾肾之阳，伍以甘草，名桂枝甘草汤，乃辛甘化阳通行卫气之方；人参、白术、干姜、甘草，《伤寒论》方名理中汤，《金匮要略》名人参汤，可温中而散里寒。柯琴谓桂枝"温能扶阳散寒，甘能益气生血，辛能解散表邪，人参健脾益气，为理中丸之主药，故名桂枝人参汤"。本案病机为脾胃虚弱，中焦虚寒，寒湿之邪留着肠中，故予桂枝人参汤而收功。方加紫参、地榆、乌梅三味，以涩肠、敛阴、止利，而腹痛、下利赤白黏冻之病候可除。经方合时方而建功，此即"医之为术也，蔑古则失之纵，泥古又失之拘"之谓。

桃花汤证案

曲某，男，53 岁。1992 年 8 月 21 日初诊。

既往有慢性肠炎史，近因滑脱不禁就诊。症见下利稀薄，混有白冻，腹部隐隐作痛，纳呆食少，神疲无力，四肢不温，腰酸肢冷，面色苍白，舌淡，苔薄白，脉沉细而弱。

辨证：脾虚中寒，寒湿滞于肠中。

治法：温补脾肾。

方药：桃花汤加味。

赤石脂 20g，干姜 10g，粳米 20g，紫参 20g，诃子 12g，肉蔻 6g。水煎服。

服药 3 剂大便成形，仍每日大便 3~4 次，腹痛若失，续服 3 剂，诸症豁然。因此患者属久泻久利，故三诊时加酸涩收敛止泻之乌梅，服药 5 剂，病愈，予补脾益肠丸以善后。

按语：桃花汤，方出自《伤寒论》，乃为虚寒下利便血，滑脱不禁证而设。本案为下利日甚而病程较久者，属中焦阳虚，统摄无权，固涩失职而见诸病候，故其治重在温涩，主以赤石脂涩肠止泻，干姜温中散寒，粳米补脾益胃，以成温中涩肠之功。名桃花汤者，或因赤石脂赤白相间，《唐本草》名"桃花石"，汤色淡红若桃花。王晋三云："桃花汤非名其色也，肾阳虚用之，若寒谷有阳和之效，故名。"加紫参、诃子、肉蔻以助其涩肠健脾温肾之力。

桃花汤药仅三味，方简效宏，历代医家多用之且多有发挥。现代研究表明，赤石脂含有硅酸铝及铁、锰、钙的氧化物，内服能吸附消化道内有害物质，对发炎的胃肠黏膜有保护作用，对肠胃出血也有保护作用。所以用于急慢性菌痢、阿米巴痢疾、胃及十二指肠溃疡等病，均有很好的治疗作用。

四逆汤证案

王某，男，38 岁。1974 年 4 月 23 日初诊。

素有慢性肠炎史，昨晚赴宴，因食凉拌粉皮等生冷不洁之物，饭后即感脘腹不适，旋即腹痛如厕，下利不止。四肢厥逆，恶寒蜷卧，神衰欲虚。舌淡，苔腻，脉沉细。

既往有下利痼疾，因食生冷不洁之物致下利，肾阳式微，阴阳气不相顺接，而致四逆证，故予四逆汤以回阳救逆。

处方：炙甘草 10g，生附子 12g，干姜 10g。附子先煎 30 分钟，再入余药同煎。速煎温服。

午后家人欣然相告，服药后腹痛息，形寒肢冷去。原方加红参 10g 续服，5 剂后诸症悉除。为善其后，嘱其每日服《金匮要略》紫参汤（紫参 20g，甘草 6g），作饮用之。

按语：《素问·至真要大论》云："寒淫于内，治以甘热。"又云："寒淫所胜，平以辛热。"故方以附子之热，干姜之辛，甘草之甘，成四逆辈。却阴扶阳，必以甘草为君；干姜味辛热，必以干姜为臣；附子味辛大热，开腠理，暖肌通膜，必凭大热，是以附子为使。方由甘草干姜汤合干姜附子而成。因其主治少阴病属阴盛阳虚之四肢厥逆证，故名四逆汤。诚如成无己所云："四逆者，四肢逆而不温也。四肢者，诸阳之本，阳气不足，阴寒加之，阳气不相顺接，乃致手足不温而成四逆也。此汤生发阳气，却散阴气，温经暖肌，乃以四逆名之。"该案即属此证，故以此汤愈之。复诊时方加人参以补益元气，回阳复脉，此即成四逆加人参汤以善其后。

16. 痢疾

桂枝加葛根汤证案

闫某，男，21 岁。1987 年 8 月 21 日初诊。

因食生果蔬，腹部不适，继而发热，腹痛腹泻，大便先为稀便，倏尔为脓血样便，日十数次，且伴里急后重，全腹压痛，以下腹为著，肛门灼热，小便短赤。舌苔腻微黄，脉滑数。

辨证：误食不洁之物，酿成湿热之毒，熏灼肠道，腑气阻滞。

治法：和营卫，调气血，清热解毒。

方药：桂枝加葛根汤合紫榆萹草饮。

桂枝 12g，白芍 20g，葛根 30g，生甘草 10g，地榆 20g，紫参 20g，萹草 15g，生姜 10g，大枣 10g。水煎服。

3 剂后，腹痛、腹泻大减，继服 3 剂，诸症悉除。

按语：本案患者因食用生冷果蔬，酿成湿热之邪，损伤肠胃之内络而致病。桂枝汤调和营卫，安和五脏，以其安内攘外之功而任为主方；葛根具升发清阳，鼓舞脾胃清阳之气上行，而奏止泻之效，故为辅药。紫榆萹草饮中紫参、地榆、萹草均为清利湿热止痢之良药。二方合用，则湿热得清，痢毒得解而病愈。

清·张睿《医学阶梯》云："医学之要，始而论病，继而论方，再次论法。而法有条理，病有原委，方有成局。"此中医临证之要也。中医无细菌性痢疾之病名，然据证论病，以证定法，故有可用之方药也。

葛根芩连汤证案

姜某，女，12 岁。1983 年 8 月 16 日初诊。

1 周前突然发热，腹痛腹泻，大便先为稀便，旋即转为典型脓血样，每日十余次，伴里急后重，全腹压痛，以下腹为著，某医院肠道门诊确诊为"细菌性痢疾"，收入院治疗，诸症缓解，然仍腹痛，每日数次大便，较稀，带黏液和少量脓血，故出院延余治疗。其母代述仍腹痛，里急后重，下痢赤白相杂，肛门灼热，小便短赤，舌苔微黄，脉滑数。

辨证：表证未解，邪陷阳明，致湿热之邪壅滞肠中，气机不畅，传导失司。

治法：解表清热，解毒化浊。

方药：葛根芩连汤加减。

葛根 20g，黄芩 6g，黄连 6g，地榆 20g，紫参 20g，萆草 20g，炙甘草 6g。水煎服。

服药 1 剂后，腹痛已除，未见脓血便。续服 3 剂，诸症豁然若失。予上方药量减半服之，1 周后其母欣然相告，病臻痊愈。

按语：葛根芩连汤，乃《伤寒论》为里热兼表邪下利证而设。本案患者于丙寅岁夏秋之交，三之气主客气均为少阳相火，"天时，时雨至，火反郁"，"民病，热病"。因脾主长夏，脾感酷暑，肺金亦病，火气下迫大肠，而致湿热痢。故法当表里双解，清热止利，故用葛根芩连汤。方用葛根解表，芩、连清解里热，甘草和中安正，故表解则利止，里热清则腹痛除。方加地榆、紫参、萆草，余名之曰"紫榆萆草饮"，乃痢疾、急性肠炎之效方。单味萆草煎汤浴足，亦有止利（痢）卓功。

白头翁汤证案

倪某，女，31 岁。1980 年 8 月 2 日初诊。

三日前，急发腹痛，里急后重，肛门灼热，痢下脓血，赤多白少，壮热口渴，渴欲饮水，头痛烦躁，经某医院肠道门诊确诊为细菌性痢疾，服磺胺剂罔效，请中医治疗。舌红苔黄，脉滑数。

辨证：疫毒熏灼肠道，耗伤气血，即"热利下重者"之证。

治法：清热解毒，凉血止痢。

方药：白头翁汤加味。

白头翁 15g，黄柏 10g，黄连 10g，秦皮 10g，地榆 20g，紫参 20g。水煎服。

服药 1 剂热解痢止。续服 3 剂，诸症若失。因虑其血虚痢久伤阴，续以白头翁加甘草阿胶汤（白头翁、阿胶、秦皮、黄连、黄柏）5 剂善其后。

按语：白头翁汤乃《伤寒论》阳明热利证之用方。本案选用此方，盖因其热利下重，故治以清热解毒、凉血止痢为法。白头翁一味，《神农本草经》言其能治寒热、逐血、止痛，陶弘景谓其能止毒利，故任为主药，并冠汤名。方中白头翁苦寒清热，凉血解毒；芩、连清热燥湿，苦坚阴以厚肠；秦皮凉血止血。诸药合用，共奏清热燥湿、凉血解毒之功。《本草纲目》谓地榆除下焦热，治大小便血证，紫参为湿热泻痢之要药，加用二药，则清热凉血之功得助，故收桴鼓之效。

一补一发丹证案

房某，女，42 岁。1987 年 9 月 21 日初诊。

患"慢性细菌性痢疾"十余年，一月余发作一次。此次又发作十余天。症见下痢，腹坠痛，每日下痢5~6次，色白，胶冻状，有时如涕状，里急后重，纳呆，心烦，恶心，心下悸，小便不利，曾服"土霉素"1周，效果不显著，改服"复方新诺明"5天，症状稍减，仍每日泻痢4~5次。舌淡胖，苔白腻，脉沉弱。

辨证：枢机不利，湿浊积滞。

方药：一补一发丹加减。

柴胡10g，黄芩10g，半夏10g，茯苓12g，陈皮12g，苍术15g，葛根15g，人参9g，白术12g，黄连12g。水煎，去渣再煎，温服，每日1剂，分2次服。

服药3剂后痢止。继服3剂，腹胀、纳呆、恶心止，二便调。为巩固疗效，且以除痼疾，将上方研末，每日30g，分3次以葎草煎汤送服。随访半年未再作痢。

按语：一补一发丹，方出《脉因证治》，乃小柴胡汤合四君子汤、二陈汤、平胃散化裁而成，为"久疟内伤夹外邪"之证而设。痢疾为夏秋季常见的急性传染病。今用治痢疾，去方中截疟之常山，取其调达枢机、利湿化浊之功。本案患者因急性期失治，而成慢性迁延型，故主以小柴胡汤，枢转气机，则足太阳膀胱水道通调，手太阳小肠腐熟变化，故能通能变，此谓之开；足阳明胃阳气含纳，手阳明大肠阳气收藏，能纳能收，此谓之合。于是人体开合、升降、出入之机调畅，气化有序，而无湿热疫毒蕴结于肠中。加之方中之四君子汤健脾益气，平胃散和胃消痞除满，二陈汤燥湿化浊。药用葛根，《神农本草经》云其"起阴气，解诸毒"，为治热利、泄泻之良药。此案病人十年陈疾得愈，诚如唐伯渊所云："用古方要善师其意，加减要切合病情。"亦即《内经》"虚则补之""郁则发之"之理，故方名"一补一发丹"。

17. 腹痛

桂枝加大黄汤证案

林某，男，52 岁。1984 年 6 月 12 日初诊。

曾因急性胰腺炎在外科住院，予抗生素治疗缓解出院。有嗜酒史，每因饮酒过量而发腹痛，故反复发作。昨天因会客喝酒过量而病作。因青霉素过敏而请中医治疗。症见腹痛，并向腰背部放射，伴左侧胸胁苦满，大便干结，恶心，呕吐不剧，伴发热，体温38.9℃。舌质淡红，苔薄白微黄，脉弦。

辨证：营卫失和，肝郁气滞，兼脾胃蕴热。

治法：和营卫，调枢机，荡涤三焦郁热。

方药：桂枝加大黄汤加味。

桂枝 12g，白芍 15g，甘草 10g，大黄 15g，红藤 15g，醋元胡 12g，川楝子 10g，生姜 10g，大枣 10g。水煎服。

4 剂后痛缓便通，体温正常。续服 5 剂，诸症悉减，然仍伴左胁痛，上方加片姜黄 10g，合入小柴胡汤，以冀通达枢机，调和营卫，荡涤郁热，又服 5 剂，诸症悉除，病臻痊愈。

按语：本案大便干结，非阳明腑实证，故不取大承气汤，其伴胸胁苦满，又非少阳兼阳明腑实证。而桂枝加大黄汤乃为伤寒表实证之太阳转太阴而设，其主症是腹部"大实痛"。今用其治此案，盖因方中之桂枝汤调和营卫，安和五脏。方中桂枝甘草汤辛甘化阳，又妙在芍药伍甘草，酸甘化阴，恰合太阴之用药，此乃用阴和阳之法，复有姜枣调和，取其调和脾胃，制肝舒挛，为消化系疾病"腹痛"之用方。加大黄荡涤积滞，清泻血分实热，诚如李杲所云："推陈致新，如勘定祸乱，以致太平,所以有将军之称。"本案用桂枝加大黄汤通阳益脾,和营通络。《本草图经》谓红藤"行血治气块",取其清热解毒、活血止痛之用。金铃子散由元胡、川楝子组成,长于行气疏肝,活血止痛,可治心腹胁肋诸痛。诸药合用,安内攘外,引阴出阳,而病臻痊愈。

大黄牡丹皮汤证案

刘某,女,23岁。1976年9月19日初诊。

患者于12天前,因胎死腹中,在当地医院行古典式剖宫产术,术后刀口感染,又予张力缝合。刀口处流恶臭分泌物,大便秘结,腹部膨胀,叩诊呈鼓音,弥漫性触痛,体温持续在38℃～39℃间,当即以刀口感染、化脓性腹膜炎并败血症收入本院治疗。入院后行刀口脓液培养加药敏,选用卡那霉素、氯霉素等抗生素治疗,清创并引流。

入院两周,体温仍持续在38℃～39℃间,刀口仍流较多脓性分泌物,延余会诊。

症见发热头痛,少腹剧痛拒按,刀口溃脓,秽臭异常,腰部触痛,呻吟不已,纳食呆滞,大便秘结,小便发黄,舌质红,有瘀点,苔黄腻,脉滑数。

辨证:瘀毒壅结,客于胞中。

治法:清热解毒,破瘀散结。

方药:大黄牡丹皮汤合五味消毒饮化裁。

大黄10g,桃仁6g,丹皮10g,赤芍18g,忍冬藤30g,白花蛇舌草30g,萆薢12g,公英30g,地丁15g,薏苡仁15g,元柏10g,柴胡18g,甘草6g。水煎服。

迭进6剂,脓液减少,腹痛亦缓,体温稳定,仍宗原意,上方去柴胡,加皂刺10g。

1976年10月24日:诸症减轻,仍大便困难,纳食呆滞。

此乃瘀毒耗津伤阴，正虚邪实之证，故当以润下滋阴之法，予麻子仁丸易汤，合景岳济川煎意化裁。

处方：当归 15g，白芍 12g，肉苁蓉 30g，大黄 10g，麻子仁 8g，茯苓 12g，陈皮 10g，木香 10g，瓜蒌仁 2g，元明粉 12g，甘草 10g。水煎服。

1976 年 11 月 4 日，刀口愈合，腹痛悉除，大小便正常，痊愈出院。

按语：此案因胎死腹中，行古典式剖宫产术，而致邪毒内蕴，客于胞宫，气滞血瘀，壅滞不行，邪毒内炽而发，故以大黄牡丹汤合五味消毒饮加味主治。大黄牡丹汤乃为热毒壅结、血瘀停滞之证而设，方中大黄清热解毒，泻火存阴，桃仁、丹皮活血散瘀，冬瓜仁消肿散结。五味消毒饮，以其清热解毒之功，佐大黄牡丹皮汤而解盆腔结聚之火毒，于是热解毒清瘀散而病愈。

四逆散证案

吴某，女，26 岁。1974 年 11 月 6 日初诊。

妊娠 8 个月，早产失子，忧思悲伤，旋即悲哭而四肢逆冷而厥，神昏嗜睡，伴腹痛。出院当日来中医科就诊。病人面色无华，嗳气频作，舌淡，苔薄白，脉沉弦而细。

此乃肝气郁结，阳气不得宣达，故有"脉微细，但欲寐"之证。肝气郁结，不得疏泄，气郁血滞，冲任失养，故见腹痛。先予生化汤 2 剂，续服四逆散易汤。

处方：炙甘草 10g，枳实 10g，柴胡 10g，制白芍 10g，制香附 10g。6 剂，水煎服。

1 周后，其夫欣然相告，腹痛止，肢温神清，病臻痊愈。

按语：此案病人因早产失子之痛，而致肝气郁结，阳气不得宣达，气郁血滞，阴阳气不相顺接，冲脉之气逆乱而致腹痛。方中柴胡主升，疏肝解郁而透达阳气；枳实主降，行气破滞而通胃络；芍药和营调肝脾，甘草补中和胃，二药名芍药甘草汤，制肝和脾，益阴缓急，而止腹痛。诸药合用，则肝气得调，郁阳得伸，冲气得和，腹痛诸候得愈。故四逆散为治产后腹痛之良剂。

柴胡加芒硝证案

徐某，女，48岁，农民。1990年4月19日初诊。

5天前，患者情绪激动后出现胃脘部胀闷不适，纳差，恶心，当时未在意。2天前，渐感右下腹部阵发性剧痛，全腹胀闷，大便4天未解，且伴高热（39.6℃）、寒战，检查麦氏点明显压痛及反跳痛，局部腹肌稍紧张。查血：白细胞 12×10^9/L，中性粒细胞82%。以急性阑尾炎入中医科保守治疗。舌红，苔黄腻，脉滑数。

辨证：枢机不利，腑气不通，热结胃肠。

治法：调达气机，通腑散结。

方药：柴胡加芒硝汤加味。

柴胡30g，黄芩15g，半夏10g，党参15g，芒硝10g，红藤30g，败酱草30g，生甘草10g。水煎服，每日1剂。

服药5剂后诸症大减，但局部仍拒按，上方加炮甲6g（研细冲服），再进5剂，诸症悉除。

按语：本案病人每因心情不舒则发胃脘胀闷，纳呆，恶心，此乃小柴胡汤的胃肠证。右下腹部剧痛，全腹胀闷，大便4天未解，乃气机不畅，腑气不通，燥屎内结之候，故药用芒硝，泻热通便，软坚润燥。柴胡加芒硝汤方出《伤寒论》，为小柴胡汤证兼胃肠实热证而设，乃少阳、阳明同治双解之法。药加红藤、败酱草，以增其泻热去实、燥湿散结之力。大剂柴胡非惟疏肝解郁，而重其透理肌腠、达郁泄热之功而除高热。

诸药合用，和解少阳，泻热去实。

18. 便秘

麻子仁丸证案

高某，女，28 岁。1974 年 7 月 6 日初诊。

素体阳虚，喜食膏粱厚味，大便秘结多年，每日须服番泻叶饮导之，但近一个月来用之不效，延余诊治。告云：大便干结，小便数而短小，时腹痛不适，心下痞硬，口干，口臭，面红。舌红苔黄，脉弦数。

辨证：肠胃积热，耗伤津液，腑气不通而致热秘，乃"其脾为约"使然。

治法：益阴增液，润肠通便。

方药：麻子仁丸易汤加减。

麻子仁 20g，制白芍 15g，当归 10g，枳实 10g，生大黄 10g，厚朴 10g，杏仁 10g，郁李仁 10g，桃仁 10g，蜂蜜 10g（冲）。水煎服。

服 3 剂后便通腹爽，续服 5 剂，诸症悉除，以上方减量续服 10 剂，服后欣然告云：每日大便正常，口干、口臭已愈，且体重减轻 6kg，以药尚可减肥，要求续服。嘱服用中成药麻子仁丸。

按语：麻子仁丸，乃《伤寒论》为脾约证而设。论中 247 条记云："趺阳脉浮而涩，浮则胃气强，涩则小便数，浮涩相搏，大便则硬，其脾为约，麻子仁丸主之。"趺阳脉，即足背动脉，足阳明胃经冲阳穴处，诊之可候胃气盛衰。脉浮则胃气强，涩主脾阴不足，为脾约，即脾之功能为燥热所约束，不能为胃行其津液，肠中燥结而致热秘，故以脾约丸作汤佐当归治之。方由小承气汤加麻子仁、芍药、杏仁而成。主以麻子仁润肠通便，杏仁降肺气，润肠通便，芍药养营和血，三药一则益阴增液，以润肠通便，使腑气通津液行，二则甘润，以减小承气汤攻伐之力。

白通加猪胆汁汤证案

于某，女，70岁。1974年11月21日初诊。

大便艰涩，排出困难，小便清长，四肢不温，喜热怕冷，时腹中冷痛，伴腰脊酸冷，面色无华，舌淡苔白，脉沉迟。

辨证：阳虚体弱，高年体衰，阴寒内生，肠腑传导无力而致冷秘。

治法：宣通上下，益阴和阳，温阳通便。

方药：白通加猪胆汁汤加减。

葱白4茎，干姜6g，生附子10g，麻子仁12g，童便30mL，猪胆1个（取汁）。以仲景煎药法服之。

服药3剂，大便正常，诸症悉除。续服5剂，病臻痊愈。予以食疗法：黑芝麻、胡核仁、向日葵仁各等分，每日30g，对入白蜜冲服。

按语：白通加猪胆汁汤，乃《伤寒论》为阴阳格拒证而设，今用治冷秘，取其方之抑阴回阳、宣通上下之功。该病人年高体弱，脾肾阳虚，阴寒内生，阳不布津，加之肠腑传化无力而致冷秘。白通汤由四逆汤去甘草加葱白组成。药用葱白辛散温通，温上焦之阳，下交于肾；用附子启下焦之阳，上承于心肺；干姜温中土之阳，而主健运。诸药合用，共奏通阳化气之功，名曰白通汤。加入猪胆汁，以苦寒之味，使热药不被寒邪所拒，使阳气得以上行下济，津液得布，大便以通，冷秘得解。

19. 胁 痛

大承气汤证案

闫某，女，38 岁。1981 年 6 月 14 日初诊。

既往有胆结石病史，经中药治疗痊愈。患者于三日前突发右上腹部痛，并向右肩及腰背放射，继而痛剧，伴恶心呕吐，发热寒战，继而出现黄疸。内科诊为急性胆囊炎，转中医科治疗。症见烦渴引饮，大便秘结，小便短赤。舌苔黄腻，脉弦数。

辨证：胆经蕴热，气机壅滞，腑气不通。

治法：泄热通腑，利胆退黄，消痞除满。

方药：师大承气汤意化裁。

生大黄 10g（后下），芒硝 10g（冲服），枳实 10g，厚朴 10g，栀子 10g，茵陈 20g，郁金 12g。水煎服。

服药 1 剂，便通痛减，继服 5 剂，发热、皮肤黄染消退，又续进 5 剂，诸症悉除，病臻痊愈。嘱每日以茵陈 30g，大枣 10 枚煎汤作饮服。

按语：大承气汤由大黄、厚朴、枳实、芒硝组成，《伤寒论》为阳明腑实之痞、满、燥、实者而设。本案为胆腑蕴热，波及胃肠，实热积滞，故为大承气汤之适应证。方中大黄泻热通便，荡涤肠胃，为主药；芒硝助大黄泻热通便，并兼能软坚润燥，为辅药。二药相须为用，则峻下热结之力倍增。热蕴胃肠，积滞内阻，致腑气不通，故以厚朴、枳实行气散结，消痞除满，并助硝、黄荡涤积滞而速除热结，共为佐使药。方加栀子、茵陈，与大黄相合而寓茵陈蒿汤之意，以奏清热、利湿、退黄之功；郁金辛甘苦降，芳香宣达，而入心、肺、肝、胆诸经，入气分以行气解郁，入血分以凉血破瘀，为血中之气药，可疗气滞之胸胁部疼痛；又以其疏肝利胆，通脉导滞之功，为治胆囊炎、黄疸病之必需。

六一承气汤证案

吕某，女，50岁。1987年4月初诊。

患胆石症多年，常反复发作，每次发作，输液结合服药均可缓解。但此次发病已7日，上法治疗无效，且自感病渐加，因拒绝手术治疗，而求治于中医。

现右胁部疼痛剧烈，阵发性加重，痛重时，有痛不欲生之感，且发冷发热，身目黄染，呕吐，脘背彻痛，腹胀便秘，5日未解大便，小便如浓茶色，灼热感，舌质红绛，苔黄褐厚燥，脉弦数。B超检查示：胆囊颈部结石0.6cm×0.8cm大小，胆囊壁水肿、毛糙。

辨证：枢机不利，腑气不通，胆腑蕴热。

治法：清热利胆，通腑化浊。

方药：六一承气汤加减。

柴胡20g，黄芩15g，白芍30g，枳实15g，厚朴15g，大黄15g（后下），芒硝10g（冲服），金钱草30g，鸡内金10g，甘草10g。水煎，每日分6次服。

服2次药后，腹部咕噜作响，开始排气，且时有疼痛感，服4次药后，即开始排便，初极难，为燥屎，燥屎排出后，腹胀消失，胁痛亦减。

翌日改每日1剂，分2次服。服5剂，诸症消失，复查B超结石已除，惟囊壁仍毛糙，给利胆片口服，以善其后。

按语：六一承气汤，方出自《寿世保元》，主治"伤寒，邪热传里，大便结实，口燥咽干，怕热谵语，揭衣狂妄，扬手掷足，斑黄阳厥，潮热自汗，胸腹满硬，绕脐疼痛"等。方由大承气、小承气、调胃承气、三一承气、大柴胡、大陷胸等方组成，六方合一，故名。本案患者用此方，以上述六方之功，调达枢机，泻热利胆，通腑化浊。

柴胡四物汤证案

周某，女，43 岁。1990 年 4 月 12 日初诊。

右胁胀闷、疼痛十余年。多年来，患者每于情志不舒时即感右胁部疼痛、胀闷，向腰背部放射，平素纳差，时恶心，晨起时口干苦，B 超检查示"胆囊壁毛糙，收缩功能差"。曾先后服用利胆片、吡哌酸、胆酸钠、利胆醇等药物，病情仍如前。舌红，苔薄黄，脉细弱。

辨证：火郁血凝，枢机不利。

治法：和解少阳，行气养血。

方药：柴胡四物汤加减。

柴胡 15g，黄芩 12g，党参 15g，半夏 10g，茵陈 12g，栀子 10g，当归 15g，川芎 12g，生地 12g，赤芍 12g，白芍 12g，丹参 12g，虎杖 15g，甘草 10g。水煎服。

4 剂后疼痛减半，纳食转佳，口苦已，上方去茵陈、栀子，继服 5 剂，疼痛递减，胀闷渐消，为加强疗效，上方加川楝子 6g，再服 10 剂。

按语：柴胡四物汤，出自《素问病机气宜保命集》，方由小柴胡汤合四物汤组成，具调达枢机、疏肝利胆、养血滋阴之功，故为火郁血凝、枢机不利之胆系疾病常用之方。本案病人口干苦，示少阳证具，胁部痛、纳呆、恶心，示小柴胡之胸胁症、胃肠症具，故主以柴胡剂；火郁必耗阴，气滞必血瘀，故用四物汤合丹参、虎杖；合茵陈蒿汤，则胆经湿热得清。

柴平汤证案

案例 1

闫某，女，46 岁。1986 年 10 月 3 日初诊。

恶心呕吐，吐物酸苦带涎，脘痞，胁肋胀痛，纳食呆滞，神疲肢倦，头晕不寐，口苦咽干，舌淡，苔薄白，右关脉弱，左关脉弦。B 超检查示：胆壁毛糙。X 线钡餐检查示：浅表性胃炎。

辨证：枢机不利，开合失司，痰气交阻，胆火被郁。

治法：调达枢机，和解少阳，健脾和胃，豁痰消郁。

方药：柴平汤合枳术丸加减。

柴胡 12g，黄芩 6g，党参 12g，姜半夏 6g，陈皮 10g，苍术 12g，厚朴 10g，白及 6g，枳壳 10g，炒白术 12g，郁金 10g，炙甘草 6g，生姜 10g，大枣 10g。水煎服。

服 5 剂，诸症大减，唯仍有恶心感，以原方加竹茹 12g，茯苓 12g，苏梗 10g，继服 10 剂，诸症悉除。再予香砂养胃丸善后。

按语：本案病人理化检查诊为慢性胆囊炎、浅表性胃炎。头晕、口苦、咽干，示少阳证存；脘痞、纳呆、胁胀痛，示柴胡证具，故予小柴胡汤。脘痞、右关脉弱，示脾胃虚弱，当予平胃散、枳术丸，以和胃消食化痞；左关脉弦，示肝气郁结，故用郁金佐柴胡以疏肝理气导滞。

案例 2

孙某，男，14 岁。1992 年 3 月 11 日初诊。

发热恶寒，伴脘腹胀闷、纳呆恶心十余天。十余天前，自感轻微发热恶寒，家人谓其感冒，服"感冒胶囊"，病情稍减，继而又感脘腹胀闷，纳呆恶心，恶闻油气，四肢沉重乏力，嗜卧，活动时右胁部疼痛，大便溏，每日 3 ~ 4 次，村医以"胃肠炎"给予"黄连素"等药服用，不效，故而来诊。检查：肝大，剑下4cm，肋下2cm，质韧，触痛。肝功能检查：转氨酶300U/L，HBsAg（＋）。舌胖，边有齿痕，苔厚腻略黄，脉滑。诊为"急性乙型肝炎"。

辨证：枢机不利，胆火郁遏，脾虚湿盛。

治法：疏利气机，解郁化湿。

方药：柴平汤加减。

柴胡20g，黄芩12g，半夏12g，童参12g，苍白术各15g，厚朴12g，陈皮12g，丹参20g，五味子15g，大青叶15g，板蓝根15g，甘草10g，生姜10g，大枣10g。水煎服。

连服15剂后，复查肝功，转氨酶降至正常，其余诸症皆消，唯纳食尚欠馨，改为香砂六君子汤加炒三仙3剂，诸症愈，但HBsAg仍为阳性，嘱其每年春季复查肝功。至今已3年，随访无复发。

按语：柴平汤方出自《内经拾遗方论》，方由小柴胡汤合平胃散组成，适用于小柴胡汤证而兼脾胃虚弱、寒湿内停者。本案小柴胡汤证具，伴体倦乏力、嗜卧等。乙肝病毒乃疫毒之邪，蕴伏于肝胆、膜原，故以柴胡领邪外透，黄芩清泄郁热，共为主药，参、草、姜、枣益气健脾，合平胃散和胃化浊，共奏和解少阳、开达膜原、理脾和胃之功。方加大青叶、板蓝根以清热解毒，丹参和血濡肝，五味子味酸咸而性寒，为收敛降火之要药。待肝功正常后，予香砂六君子汤加味续服，健脾和胃，顾护胃气，以助后天之本。

柴胡加芒硝汤证案

钱某，男，43岁，教师。1983年12月初诊。

生气后饮酒及食油腻之物后，当即感胃部不舒，认为是饮酒所致，于次日上腹疼痛渐加，且感恶寒，轻微发热，在当地医院按胃炎给予一般治疗，病情反而更剧，渐感上腹部偏右剧烈疼痛，且感后背部疼痛亦剧，有攻撑欲破之感，已有三日未大便。畏寒渐至寒战，高热，体温40℃，墨菲征阳性。查血：白细胞 $12.3 \times 10^9/L$，中性粒细胞85%。脉弦数，舌红，苔黄腻。以急性胆囊炎收入中医科病房治疗。

辨证：枢机不利，胆腑蕴热。

治法：枢转少阳，清热利胆。

方药：柴胡加芒硝汤加味。

柴胡 20g，半夏 12g，黄芩 15g，党参 15g，芒硝 10g（冲），虎杖 30g，茵陈 30g，栀子 12g，川楝子 10g，元胡 10g，甘草 10g，生姜 10g，大枣 10g。水煎服，每日 1 剂，分 2 次服。

服药 3 剂，诸症好转，可进少量饮食，上方加重楼 20g，郁金 12g，继服 3 剂，疼痛基本消失，饮食如常。为彻底治疗之，守方再进 3 剂。

按语：柴胡加芒硝汤，出自《伤寒论》，乃为小柴胡汤证兼腑实证而设。方以小柴胡汤调达气机，清热、利胆、达郁；芒硝润燥通便，以泻腑热；因胆火炽盛，故伍茵陈、栀子、虎杖，以增其清热利胆之功；使以金铃子散（元胡、川楝子），乃理气止痛之用。故诸药合用，而收速功。半夏虽说辛温与证不利，但其与苦味药相伍，辛开苦降，则开合、升降有序，气机动也。又与大量苦寒药相伍，则辛而不显温，此乃相反相成之配伍法。复诊加重楼、郁金，以增其清热解毒、疏肝利胆止痛之力。

大柴胡汤证案

柳某，女，56 岁，农民。1979 年 8 月初诊。

1 年前，患者时感右胁部疼痛，痛剧时，向背部和右肩部放射，服吡哌酸及利胆片可缓解，十余天前，疼痛较剧，且寒热往来，全身皮肤、巩膜黄染，小便黄赤如浓茶，恶心呕吐，大便四日未解，脉弦数，舌红苔黄。B 超检查示"胆总管结石伴胆囊炎"。

辨证：肝胆蕴热，腑气郁滞。

治法：疏肝利胆，清利湿热，通腑导滞。

方药：大柴胡汤加味。

柴胡 25g，黄芩 12g，白芍 30g，鸡内金 10g，制半夏 10g，枳实 12g，大黄 12g，芒硝 3g（冲），茵陈 30g，栀子 12g，郁金 12g，金钱草 40g，甘草 10g。水煎服。

服药 5 剂后，痛减，黄退，便通，呕吐止。再进 5 剂，诸症消失，B 超检查示胆石仍在，囊壁水肿消失。去芒硝，再服 20 剂后，复查 B 超结石已去。随访 2 年，仍未复发。

按语：大柴胡汤方出《伤寒论》，为少阳病兼阳明腑实证而设。方由小柴胡汤去人参，合四逆散加大黄而成，寓小柴胡加大黄汤于内，故为和解兼攻之法，以除寒热往来、胁部胀痛、恶心呕吐诸症。加之"大便四日未解"，故加芒硝，与大黄、枳实，以除实热、燥屎、痞结。胆火亢盛，上蒸于枢窍而目黄，胆热蕴于肌肤，则全身皮肤黄染，故合入茵陈蒿汤以清解肝胆实热；郁金、金钱草、鸡内金理气止痛，利胆退黄。

20. 黄 疸

麻黄连轺赤小豆汤证案

于某，女，16 岁，学生。1971 年 10 月 7 日初诊。

发热 5 天，恶寒未解，小便黄赤，大便秘结，脘腹痞满，胁肋疼痛，口干不欲饮，继而面目俱黄，神疲乏力，纳谷不馨，舌红，苔白腻兼黄，脉浮数而弦。肝功能检查：碘试验（＋），锌浊13U，黄疸指数20U，谷丙转氨酶215U。

诊断：黄疸（黄疸型病毒性肝炎）。

辨证：外感疫邪，湿热郁蒸。

治法：疏散表邪，清利湿热。

方药：麻黄连翘赤小豆汤加味。

麻黄4.5g，杏仁6g，连翘10g，桑白皮15g，赤小豆18g，茵陈15g，丹皮6g，佩兰6g，大枣4枚，生姜3片。水煎服。

选进5剂，发热恶寒除，示外邪已解，但里热未清，上方去麻黄、杏仁，加大青叶15g，败酱草15g，大黄6g，水煎服。续进10剂，黄疸消退，胁痛自瘳，纳谷渐馨，舌红白苔，脉弦，以香砂六君子汤合五苓散善后。二周后检血，肝功能恢复正常。

按语：本例外有表邪，内有湿热，属阳黄范畴，故主以《伤寒论》之麻黄连翘赤小豆汤。

本案病人为黄疸型病毒性肝炎，为肝炎病毒所致的急性消化道传染病。中医学以其目黄、身黄、小便黄，名之曰黄疸。早在《素问·平人气象论》中就有"溺黄赤，安卧者，黄疸""目黄者曰黄疸"的记载。历代医著对此病记述甚详，《金匮要略》有黄疸、谷疸、酒疸、女劳疸、黑疸之分；《诸病源候论》又把黄疸分为二十八候；《圣济总录》又有九疸、三十六疸之别；元代《卫生宝鉴》根据本证的性质，概括为阳黄与阴黄两大类，颇可执简驭繁，对临床辨证指导意义甚大。"伤寒，瘀热在里，身必发黄"者，属阳黄范畴，此病多因夏秋季节时邪、湿热外袭，郁而不达，内阻中焦，脾胃运化失司，湿热交蒸不得宣泄，熏蒸肝胆，以致肝失疏泄，胆汁外溢，而面、目、小便俱黄。"茵陈蒿汤是下热之剂，栀子柏皮汤是清

热之剂，麻黄连轺赤小豆汤是散热之剂也"。本案患者证见发
热恶寒，口渴不欲饮，小便黄赤，大便干结，胁痛，身目俱
黄，苔白兼黄，脉弦数而浮，故主以麻黄连轺赤小豆汤，取
"麻黄、杏仁、生姜之辛温，以发越其表；赤小豆、连轺、桑
白皮之苦寒，以清热于里；大枣、甘草甘温悦脾，以为甘温驱
散之用"。因胆火郁结，湿热蕴盛，故方加茵陈、佩兰、大青
叶、败酱草。胆火得清，湿热得除，则黄疸得解。

鳖甲煎丸证案

王某，女，71 岁。2011 年 11 月 29 日初诊。

1 个月前全身出现黄疸，曾去省市多家医院就诊，未愈，
今来诊。胸胁苦满，右胁痛，口苦，咽干，咳嗽，小便黄，大
便干。既往有慢性气管炎病史。舌红略暗，苔薄白微黄，脉沉
弦而数。

肝、胆、胰、脾、双肾彩超检查示：肝脏大小形态尚可，
被膜尚连续，实质回声尚均匀，血管纹理显示尚清晰，门静脉
不宽，肝内外胆管未见扩张。胆囊大小形态尚可，壁厚粗糙，
腔内透声可。胰脾形态、回声正常。双肾大小形态尚可，右肾
中部实质内探及大小约 3.1cm×2.8cm 囊性回声。超声波检查
提示：①胆囊炎性表现；②右肾囊肿。

辨证：枢机不利，肝胆湿热，气化失司。

治法：通达枢机，调和营卫，清利湿热。

方药：鳖甲煎丸易汤加减。

柴胡 30g，黄芩 15g，红参 10g，姜半夏 12g，桂枝 15g，
炒白芍 15g，酒大黄 10g，厚朴 10g，丹皮 15g，虎杖 30g，红
藤 30g，土元 15g，地龙 10g，露蜂房 10g，鼠妇 10g，葶苈子
15g，炒王不留 15g，川牛膝 15g，瞿麦 10g，石韦 10g，凌霄花
10g，射干 10g，桃仁 10g，茵陈 30g，炮山甲 3g（冲），郁金

10g，生姜 10g，大枣 10g。水煎服。

2011 年 12 月 5 日：患者自述药后口苦诸症减轻，原气管炎症状服药后愈，二便调，黄疸较前减轻。仍宗原意施治，上方加郁金 12g，槐耳 10g。

续服 30 剂，病臻痊愈。

按语：本案药用鳖甲，软坚散结，以扶正除邪，为主药。少阳被郁，郁则化火，火性炎上，上循出窍，故症见口苦、咽干；邪犯少阳，故胸胁苦满，右胁痛，当以小柴胡汤主之。大便干，乃大承汤之主症。桂枝汤具调和营卫、安内攘外、安和五脏之功，故三方为三阳之主药，而为辅。桃仁、四虫活血化瘀通脉；射干、葶苈子利肺气而止咳嗽；石韦、瞿麦清热化气散结；丹皮、凌霄花去血中伏火、膈中之实热。方作汤剂加茵陈、制炮甲、郁金、王不留、川牛膝，利胆通腑。于是枢机得调，肝胆得利，湿热得清，而胁痛得缓，黄疸得除，病臻痊愈。

21. 癥瘕

化气通脉方证案

秦某，女，32 岁。1976 年 8 月 9 日初诊。

月讯尚可，白带较多，经期时有胸胁、乳房胀痛，右下腹疼痛不移，经检查，右侧卵巢囊肿如鸡卵大，诊为卵巢囊肿（右）。舌质暗红，有瘀点，脉沉涩。

辨证：气化失司，痰瘀互结。

治法：化气通脉，软坚消积，渗湿活血。

方药：化气通脉方加减。

桂枝 10g，茯苓 12g，桃仁 10g，红花 12g，益母草 30g，丹参 15g，白术 15g，当归 15g，丹皮 10g，赤芍 15g，白花蛇舌草 18g，炙鳖甲 10g，生牡蛎 30g（先煎），炙甘草 10g。水煎服。

迭进二十余剂，白带不多，腹痛悉除，妇科检查卵巢囊物消失，仍予上方加香附 10g，继服 10 剂，以善后。

按语：关于癥瘕的成因及体征，《灵枢·水胀》云："寒气客于肠外，与卫气相搏，气不得营，因有所系，癖而内著，恶气乃起，息肉乃生。其始生也，大如鸡卵，稍以益大，至其成，如怀子之状。久者离岁，按之则坚，推之则移，月事以时下，此其候也。"又云："石瘕生于胞中，寒气客于子宫，子门闭塞，气不得通，恶血当泻不泻，衃以留止，日以益大，状如怀子。"《诸病源候论》则有"癥瘕者，皆由寒温不调，饮食不化，与脏气相搏所生也"的论述。《妇人良方》云："妇人月经痞塞不通，或产后余秽未尽，因而乘风取凉为风冷所乘，血得冷则为瘀血也，瘀血在内，则时时体热面黄，瘀久不消，则为积聚癥瘕矣。"是故气血旺则邪不能侵，气血衰则正不能拒。本案多因七情郁结，令脏腑失和，冲任失调，气机阻滞，瘀血内停，痰湿蕴结，发为癥瘕。治当调冲任，化气通脉，软坚消积，渗湿活血，故立化气通脉方。方由桂枝汤、桂枝茯苓丸、苓桂术甘汤加味而成。盖因构成人体的根本物质是气，同时，它又是维持人体生命活动的基础物质。精、气、血、津、液各自的新陈代谢是生命活动的基础，五脏六腑功能的完成，皆以气为动力，气的运动变化以及由此而产生的物质和能量的转换过程，即气化过程。人体的气化功能失常，影响气、血、津、液的新陈代谢，从而形成器质性病变，而发为癥瘕。方中桂枝味辛，与甘草乃辛甘化阳之伍，名桂枝甘草汤；芍药味酸，与甘草乃酸甘化阴之伍，名芍药甘草汤；生姜、大枣二药，具酸、甘、辛之味，有和营卫、益气血之功。故五药合用组成桂枝汤，以通阳化气，调和营卫。合入苓桂术甘汤，通阳气化，渗湿化痰。桂枝茯苓丸，方中桂、芍一阴一阳，茯苓、丹皮一气一血，共调其寒温，扶其正气，桃仁活血以祛瘀，芍药益血以养正。明·张景岳云："善补阳者，必于阴中求阳，则阳得阴助而生化无穷；善补阴者，必于阳中求阴，则阴得阳助则泉源不竭。"故三方合用，成化气通脉方，以补泻相寓，升降相宜，俾气化有司，痰瘀消散。方中佐以鳖甲、牡蛎软坚散结；当归、丹参、益母草活瘀通脉；白术、白花蛇舌草渗湿化浊。诸药合用，癥瘕可除。

阳和解凝方证案

郭某，35 岁，农民。1974 年 7 月 5 日初诊。

生有子女二人，月经后期，色暗量少有块，经行腰腹痛，白带清稀量多。近半月小腹痛，右侧尤著，痛不喜按。经妇科检查右下腹部有鹅卵大炎性包块。面色苍白，形寒肢冷，舌淡苔白，脉沉细。

辨证：寒袭胞宫，血滞寒凝。

治法：温宫祛寒，化瘀散结。

方药：阳和解凝方加味。

熟地 30g，肉桂 6g，桂枝 12g，炮姜 3g，麻黄 3g，鹿角胶 10g（烊化），赤芍 12g，当归 12g，三棱 6g，莪术 6g，鸡内金 9g，香附 12g，五灵脂 9g，炮山甲 6g，白芥子 6g（炒，打），川牛膝 10g，甘草 6g。水煎服。

迭进 10 剂，炎块缩小至鸽卵大，续服 20 剂，肿块消失，病臻痊愈。

按语：妇科炎性包块、卵巢囊肿及子宫肌瘤均属中医学"癥积""石瘕""肠覃"范畴，临证应辨别阴阳，治分寒热。

此案系因寒邪客于胞宫，血寒凝滞，瘀结不散，故予阳和解凝方，方由阳和汤合桂枝甘草汤而成。经云："邪之所凑，其气必虚。"故其所虚之处，即受邪之地。病因于血分者，必从血而求之。故以熟地大补阴血，又以鹿角胶有形精血之属以赞助之。《内经》云："石瘕生于胞中，寒气客于子门，子门闭塞，气不得通，恶血当泻不泻，衃以留止，日以益大，状如怀子。"病既虚且寒，又非平补之性可收速效，故佐以炮姜、肉桂之温中散寒，桂枝入营，麻黄达卫，白芥子化痰结，共奏解散之功；香附、棱术、当归、赤芍、牛膝行气活血通脉，山甲、内金之属，助其软坚散结之力；甘草解毒，调和诸药。诸药合用，则肝肾得养，寒邪可散，冲任得调，经脉得通，癥积得除，而病臻痊愈。

健脾益气方证案

王某，男，36 岁。莱西人。1990 年 12 月 7 日初诊。

上腹部胀闷 4 个月，伴黄疸两月余，右上腹部隆起月余。4 个月前患者因精神刺激，情绪异常后始感上腹部胀闷不适，纳差，恶心，口臭，全身无力，未行治疗。于两月前，上症加剧且发现巩膜及皮肤黄染伴全身皮肤瘙痒，食入则腹胀益甚，经常出现鼻衄、齿衄。在当地医院查血发现黄疸指数高，疑诊为"黄疸型肝炎"，服中药及西药"保肝剂"治疗，病仍继续加重，于 1 个月前发现右上腹部及剑突下膨隆，扪及"硬块"，大便稀溏，呈柏油样，小便黄少，面色萎黄无光泽，双眼巩膜黄染，鼻孔及齿可见凝血和血水，双颊及颈胸可见数个蜘蛛痣，右胁及剑下可见明显膨隆，可扪及肿物，胁下约 6cm，剑下约 7.5cm，触之有痛感。舌红少苔，脉细而数。

实验室检查：总蛋白 78g/L，白蛋白 58g/L，球蛋白 20g/L，碘试验阴性，锌浊度 12U，黄疸指数 24U，碱性磷酸酶

18U，谷丙转氨酶 24U。

B 超检查：肝大，左叶厚 8.3cm，右叶厚 16.5cm，剑下 6.8cm，肝表面不光滑，肝实质回声密度不均。胆囊、胰、脾正常。

辨证：气阴两虚，气血瘀滞。

治法：健脾益气，扶正固本，佐以理气破瘀。

方药：健脾益气方加减。

黄芪 20g，红参 10g，炒白术 15g，白茯苓 15g，赤灵芝 12g，桂枝 12g，制白芍 12g，乌梅 10g，黄药子 6g，柴胡 12g，黄芩 6g，木香 12g，厚朴 12g，枳壳 12g，郁金 15g，内金 10g，炙龟甲 6g，炙鳖甲 6g，莪术 10g，三棱 10g，炙甘草 10g，生姜 3 片，大枣 4 枚，饴糖 10g（烊化）。水煎服。

1991 年 1 月 4 日：腹部胀闷大减，纳食可，但进食后仍有胀闷感，无恶心，鼻衄、齿衄少有发作，全身无力感大减，二便如常，面色红润，皮肤、巩膜无黄染，上腹部稍见膨隆，舌红少苔，口臭较前减轻。于右胁及剑下仍有可及肿块，质地较前变软，胁下约 3cm，剑下约 5cm，触痛较前减轻，脉弦细。实验室检查：锌浊度 10U，黄疸指数 6U，碱性磷酸酶 12U。B 超检查：肝脏形态正常，肝左叶 7.9cm，剑下 4.9cm，实质光点细密，回声增强。

治法同前，上方去木香、厚朴，加五味子 10g，继服 1 个月。

1991 年 2 月 6 日：诸症若失，但进食过多时仍有腹部胀闷感。精神可，面色较前红润，鼻衄止，刷牙时稍见衄血，肝剑下约 2cm，胁下 1～2cm，质韧，触痛减轻。予以原方去柴、芩、半夏，加炒山药 15g。炒薏米 15g，续服。嘱其治疗 1 个月复查。

1991 年 3 月 10 日：B 超检查：肝大，肝实质回声强，光点粗，呈"慢性肝炎、肝硬化"声像图。

按语：健脾益气方主要由健脾益气生津的中药组成，现代药理研究证明，本方具细胞免疫作用，可增强机体的抗病能力，抑制癌肿的生长，有效地控制和缩小癌灶。

本案为中期癌症，盖因肝气郁结，致肝郁脾虚，从而导致阴阳互损，气血衰败，精神耗散，病邪猖獗而发病。肾藏精气，内寓真阴真阳，为全身阳气阴液之根本，所以无论阴虚或阳虚多损及肾元。鉴于助阳药多温燥，有助火劫阴之弊，滋阴药多甘寒滋腻，有碍胃滞脾之短，故温阳滋阴法在中晚期癌症中尤当慎用。"元气充足皆由脾胃之气无所伤。""脾胃之气即伤而元气亦不充，而诸病之所生。"肾脏之精是脏腑阴阳之本，而后天之精来源于脾胃，因此，健脾益气法是治疗中晚期癌症的有效方药。方主以四君子汤，以彰益气健脾之功。健脾益气方尚寓"鳖甲煎丸"之意。方中小柴胡汤为"少阳枢机之剂，和解表里之总方"。少阳内连三阴，外出二阳，为入病之门户，出病之道路。少阳在足为胆，脏腑活动均听从胆的决断；在手为三焦，三焦分属胸腹，是水谷出入的道路。其经脉布膻中，散络于心包，总司人的气化活动。三焦主少阳相火，导引命门元气和胃气分布周身：上焦心肺一气一血，赖宗气之敷布；下焦肝肾一泄一藏，赖元气之蒸腾；中焦脾胃一升一降，赖中气之传输。故《难经》称"三焦为原气之别使，主持诸气"，为"水谷之道路，气之所始终"。《中藏经》云："三焦者，人之三元之气也，三焦通则内外左右上下皆通也，其于周身灌体，和内调外，营左养右，导上宣下，莫大于此。"合入桂枝汤，名柴胡桂枝汤，桂枝汤伍黄芪、饴糖，名黄芪建中汤，共成安内攘外之功。佐以赤芝、乌梅、龟甲，益脾肺，敛肝阴；鳖甲、内金、郁金、枳壳、厚朴、棱术，佐小柴胡汤，以疏肝解郁，理气导滞。诸药合用，健脾益气，理气导滞，扶正固本，破瘀通脉，而癥块得散，黄疸得消。

阳和汤证案

牟某，男，32 岁。1976 年 7 月 10 日初诊。

患者形体羸瘦，肌肤不润，面色苍白，形寒肢冷，腹部痞满胀痛，右下腹有一 10cm×15cm 肿块，推之不移，经剖腹探查，病理检查为肠系膜淋巴结结核。舌淡红，苔白，脉沉细。

诊断：癥结（肠系膜淋巴结结核）。

辨证：阳虚毒凝，气滞血瘀。

治法：温阳解凝，化瘀散结。

方药：在异烟肼治疗基础上，予以阳和汤加味。

熟地 18g，鹿角胶 10g（烊化），肉桂 6g，麻黄 3g，白芥子 6g，木灵芝 30g，黄芪 30g，红参 10g，浙贝 10g，炙鳖甲 10g，三棱 10g，莪术 10g，生甘草 10g。水煎服。

服药 60 剂，复查肿块消失，肌肉丰腴，体质健壮，恢复体力劳动。

按语：肠系膜淋巴结结核，多因"里寒痰凝，而成癥结"，属中医学"阴疽""癥结"范畴。此案应用阳和汤治疗，方寓有《外科全生集》之"阳和丸"，具"解寒而毒自化"之义。方中重用熟地益肾填精，大补阴血，任为主药。鹿角胶乃血肉有情之品，养血助阳，"禀纯阳之质，含生发之机"，而达扶正祛邪之功。肉桂温阳散寒，麻黄、姜炭、白芥子协助肉桂散寒导滞而化痰结；熟地、鹿角胶虽滋腻，然得姜、桂、麻黄、白芥子诸辛味药之宣通，则通而不散，补而不滞，乃寓攻于补之方，相辅相成之剂，共奏温阳散寒之功，而成养血通脉之效，犹如阳光普照，阴霾四散，故有"阳和"之名。伍以芪芝煎（黄芪、木灵芝）、红参，益气扶正抗痨，浙贝、鳖甲、三棱、莪术，软坚开结，活瘀通脉。诸药合用，则癥消结散而病臻痊愈。

九味柴胡汤证案

王某，女，53岁。1992年11月13日初诊。

阴道口处经常有肿物隆起5~6年，在妇科诊为"巴氏腺囊肿"，服消炎药及中药熏洗均可使之消退，但反复发作。此次发作又1月余，诸方不效，肿物渐大如鸡卵，局部肿坠，红肿热痛，不能行走，站立时坠胀跳痛难忍，小便有灼热感，大便秘。检查：面色萎黄，精神不振，舌红，苔黄薄略燥，脉滑数。

辨证：肝胆湿热壅盛。

治法：解毒化浊散郁。

方药：九味柴胡汤加减。

柴胡18g，黄芩15g，人参6g，半夏6g，栀子12g，龙胆草12g，当归15g，白芍10g，甘草10g，车前子15g（包），瞿麦12g，双花12g，知母12g，乳香10g，没药10g。水煎服，每日1剂，分2次服。

服药5剂，诸症悉减，肿块减小，再服5剂，病愈。

按语：九味柴胡汤方出《寿世保元》，由小柴胡汤合龙胆泻肝汤加减而成。巴氏腺囊肿，即妇科前庭大腺囊肿，若有继发染，则易形成脓肿。本病证乃肝胆湿热蕴结凝聚而成，故予九味柴胡汤。方中小柴胡汤清利肝胆壅盛之湿热，龙胆泻肝汤化解下焦之浊毒，药加乳香、没药，散瘀止痛，消肿生肌，而"坠胀跳痛难忍"可解。小柴胡汤中之大枣、甘草甘壅，生姜辛热，与证不利，故去之。

加减四物汤证案

王某，女，36岁。1988年3月初诊。

小腹部有胀痛感数月。B超检查发现左侧卵巢囊肿（5cm×15.5cm）向右侧突出，接近右侧卵巢。月经可，带下稍多，四肢及肩颈部感觉麻木。舌淡，苔薄白，脉沉。

辨证：气滞血瘀，寒凝饮停。

治法：活血理气，散寒化饮，化瘀散结。

方药：加减四物汤。

香附12g，当归12g，川芎15g，枳壳12g，柴胡12g，白芍12g，黄芩12g，陈皮12g，三棱10g，文术10g，熟地15g，白芷15g，元胡12g，小茴香10g，白术10g，青皮12g，砂仁10g，肉桂10g，云苓12g，丹皮12g，红藤15g，甘草10g。水煎服。

服药12剂后，腹痛愈，去元胡、白芷，加炮甲6g，王不留行10g。

共服药28剂，囊肿消失。嘱服益母草膏、桂枝茯苓胶囊以善后。

按语：患者以小腹部有胀痛感数月、四肢及肩部感觉麻木、带下稍多为临床见症，B超检查发现卵巢囊肿，示其为脾虚失运，而成"痰饮""癥瘕"，可予《金匮要略》之桂枝茯苓丸，以温阳化饮，和血通脉，而散癥结。小腹乃下焦肝肾之地，小腹胀痛，乃肝郁气积，肝脾不和之候，此乃《伤寒论》之四逆散证，及《金匮要略》之当归芍药散证。四逆散方以柴胡、枳壳，一升一降，一疏一散，调达枢机，而解肝郁气滞、肝气犯脾之候；肉桂、甘草，辛甘化阳，芍药、甘草，酸甘化阴，温通缓急，以止腹痛。当归芍药散寓四物汤、五苓散之意，具和血柔肝、养血通脉、温阳化气、渗湿化饮之功，为治肝脾不和所致之腹痛，及脾肾阳虚、气化失司而致癥瘕积聚之良剂。故《寿世保元》之加味四物汤，实寓四逆散、柴胡疏肝散、四物汤、枳术丸、桂枝茯苓丸、当归芍药散诸方。癥瘕之成因复杂，不外痰瘀湿浊混杂，正虚邪实。疾病若敌方之"将多兵众，不可以敌"，然以兵法之"连环计"，方中套方，"使其自累，以杀其势"，故用加味四物汤，以众方之妙而收卓功。

《神农本草经》载"牡桂""菌桂"系指肉桂，而无桂枝条。唐代《新修本草》菌桂条下有"大枝小枝皮俱菌桂"语；"牡桂"条下，有"大小枝条俱名牡桂"，又云："一名肉桂，一名桂枝，一名桂心。"而宋代《证类本草》亦宗陶氏说。明代李时珍《本草纲目》释名条云："桂即牡桂之厚而辛烈者，牡桂即桂之薄而味淡者。"本案属寒饮成形于腹，当用味厚而辛烈之桂，以振奋脾肾之阳，即用肉桂也。

柴胡鳖甲煎证案

阎某，男，42岁，农民。1990年3月初诊。

腹胀、乏力、下肢浮肿1月余。患者1个月来感腹胀剧烈，不能纳食，稍进饮食则胀甚，并感乏力，不能户外活动，下肢浮肿，按之凹陷不起，且常鼻衄、齿衄，大便稀溏，小便黄赤。检查：面部及颈、胸部有多个蜘蛛痣，肝病面容，有肝掌。辅助检查：锌浊度20U，碘试验（＋＋＋），黄疸指数16U，碱性磷酸酶18U，HBsAg 1∶516。B超检查示：①肝硬化（肝大，回声不均质，门静脉宽1.8cm，脾厚6.4cm）；②肝癌（肝右叶可见一3.4cm×4.6cm之光团）。唇红绛，舌红绛无苔，脉弦细数。

辨证：肝胆气郁，日久化热，暗耗肝阴，正虚邪实。

治法：枢转气机，扶正散瘀。

方药：柴胡鳖甲煎加减。

柴胡15g，黄芩12g，半夏10g，童参15g，炙龟甲15g，炙鳖甲15g，三七10g，白花蛇舌草30g，半枝莲30g，水蛭10g，黄芪15g，厚朴15g，甘草10g，生姜5片，大枣5枚。水煎服。

服上方 10 剂后，腹胀减轻，鼻衄、齿衄好转，可进少量饮食。服药 20 剂后，做 B 超复查：肝右叶包块缩小（0.9cm × 0.9cm），门静脉缩至 1.6cm，脾厚减至 5.6cm。

续服药 50 剂，再行 B 超检查：肝右叶包块消失，门静脉及脾恢复正常。但病人仍感腹胀，便溏，纳差，上方加赤芝 15g，砂仁 12g，云苓 15g，白术 15g，去水蛭。

再服 20 剂，病情基本稳定，唯有时仍感腹部胀闷，大便时稀。查肝功：锌浊度 15U，碘试验（＋），HBsAg 1∶156，其余正常。B 超检查示：肝大，光点粗，回声仍有不均质。病人感觉良好，可参加一般农业劳动。随访 5 年，无复发。

按语：本案患者从其临床症状及理化检查，诊为肝硬化继发肝癌。肝硬化属中医之"鼓胀"，肝癌属中医之"癥瘕""积聚"。柴胡鳖甲煎，由小柴胡汤加鳖甲等诸药组成。主以小柴胡汤调达枢机，调理三焦，以扶正达郁；鳖甲、龟甲滋养肝肾，软坚散结；水蛭入肝经血分，活血逐瘀，以消癥结；厚朴除满消胀；白花蛇舌草、半枝莲清利湿热瘀毒；三七有祛瘀生新之功。前人有"一味三七，可代《金匮》之下瘀血汤（大黄、桃仁、䗪虫），而较下瘀血汤大为稳妥也"之誉，近人研究证明为抗癌之要药；黄芪《本经》谓其"补虚"，可"治痈疽"，现代研究证明有显著的保肝作用。腹部包块消失，故去水蛭，加苓、术以健脾益气渗湿，入赤灵芝伍黄芪，乃芪灵方，为扶正护肝，故虽属顽疾，而亦可愈之。

22. 头痛

益元通脉方证案

张某，女，34 岁，医生。2011 年 11 月 16 日初诊。

患者 10 年前因情志原因引起反复头痛，两年前症状加重，突然蹲起、劳累、风吹后痛甚且呈跳痛，多次服用止痛剂，头痛缓解后，头皮疼痛，按之则舒。平时颈项部酸板麻木不适，肢冷。有时心慌，纳可，眠差多梦，大便两三天一解，略干。月经 15 岁初潮，现月经基本正常。舌下络脉迂曲紫暗，舌暗白苔，脉沉弱。

2011 年 3 月颈椎 CT 示：椎间盘突出。TCD 报告示：椎－基底动脉血管弹性减弱，双侧大脑中动脉及左侧椎动脉供血不足，右侧大脑后动脉及右侧椎动脉血管痉挛。

辨证：肾元不足，督脉损伤，血府瘀阻。

治法：益元荣督，活血通脉。

方药：益元通脉方合天竺方化裁。

熟地黄 20g，山萸肉 15g，炒山药 15g，炒杜仲 12g，天麻10g，钩藤 10g，木瓜 15g，桑寄生 15g，鹿含草 15g，毛姜15g，地龙 15g，土元 15g，葛根 15g，黄芪 30g，天竺黄 10g，怀牛膝 15g，石菖蒲 15g，醋元胡 15g，白芷 15g，川芎 10g，牡荆子 10g，炙甘草 10g，生姜 10g，大枣 10g。水煎服。

2011 年 11 月 25 日：服药后，头、颈项部疼痛明显减轻，睡眠仍较差。上方加白芍、没药继服。

2011 年 12 月 5 日：药后诸症大减，原方加鹿角片 10g。

2012 年 1 月 6 日：服药四十余剂，现头痛消失，颈项部亦无不适感。调下方巩固疗效。

熟地黄 20g，山萸肉 10g，炒山药 15g，炒杜仲 12g，天麻10g，钩藤 10g，木瓜 15g，桑寄生 15g，鹿含草 15g，毛姜15g，地龙 10g，葛根 15g，天竺黄 10g，怀牛膝 15g，川芎12g，桂枝 15g，炒白芍 15g，仙灵脾 10g，当归 15g，黄芪20g，鹿角胶 15g（烊化），炙甘草 10g，生姜 10g，大枣 10g。水煎服。

按语：本案乃肾元亏虚，督脉、髓海失荣，脉络瘀阻，而发头痛，故予益元荣督、活血通脉之法。益元通脉方，由六味地黄丸合元戎四物汤加鹿含草、毛姜、地龙、土元而成。佐以天竺方以开窍醒神；白芷、牡荆子以活络通脉止痛。

冲和灵宝饮证案

宋某，女，56 岁。1990 年 5 月初诊。

右侧头痛、牙痛数月，经口腔检查与牙齿无关，西医考虑为"三叉神经痛"，服西药时作时止，每月发作十余次，多因情志不遂诱发，伴舌干口苦，思冷饮，痛甚时右侧面部有灼痛感，因西药无效，故转中医诊治。

检查：精神不振，面色无华，形体一般，动态自如，舌淡红，苔薄黄，脉细弦。

仿冲和灵宝饮意。

处方：柴胡 12g，黄芩 12g，川羌 10g，防风 10g，僵蚕 10g，全蝎 10g，生地 15g，川芎 15g，细辛 3g，白芷 15g，苍术 10g，葛根 15g，石膏 10g（先煎），甘草 10g。水煎服。

服 5 剂痛即止，为巩固疗效，上方继服 5 剂。并予黄荆子 10g，煎汤漱口以善后。

按语：三叉神经痛系在三叉神经分布范围内，以反复发作、短暂的阵发的剧痛为特征的一种疾病。根据其痛发部位，属中医面痛、眉棱痛、偏头痛范畴；又以其病因为风证，又称头风、雷头风、偏头风。《素问·奇病论》云："人有病头痛以数岁不已，此安得之，名为何病？岐伯曰：当有所犯大寒，内至骨髓，髓者以脑为主，脑逆故令头痛，齿亦痛，病名曰厥逆。"由此可知，该病多因枢机不利，而病休作有时。又因阴阳失和，气不相顺接，则发为厥逆。髓海失荣，筋脉失养，致挛急而痛作。故治当主以柴胡剂，枢转气机，养血通脉，舒筋定搐，搜风止痛。冲和灵宝饮，方出自《寿世保元》，今用治"头风"，以方中之方小柴胡汤，调达枢机，透理三焦，以布津液，以濡筋脉。方中尚寓九味羌活汤，其用在通经活络，开腠解痉。取川羌、防风入太阳经，以散"所犯大寒"之邪；白芷、黄芩、苍术、川芎、细辛，分别为阳明、少阳、太阴、厥阴、少阴经之引经药，以其舒筋达郁，而断"大寒所犯"诸经之邪；药用僵蚕、全蝎、葛根，以增其解肌止痉之功；病作时面肌灼痛，故用石膏以解阳明肌肤之热。故冲和灵宝饮为治疗三叉神经痛之良方。

柴胡加龙骨牡蛎汤证案

刘某，男，61岁。1991年3月9日初诊。

患神经血管性头痛十余年，休作有时，发作时伴恶心呕吐，目眩不敢睁眼，烦躁易怒，纳食尚可，大便干结，溺黄。血压正常，无脑血管意外病史。舌质略暗，舌下脉络粗暗，舌苔薄黄微腻，脉弦。

辨证：肝气郁结，痰火上扰清窍，脑络瘀阻。

治法：调达枢机，和解少阳，清肝泻火，豁痰化瘀。

方药：柴胡加龙骨牡蛎汤化裁。

柴胡12g，黄芩10g，党参12g，姜半夏10g，桂枝10g，赤芍12g，川芎10g，茯苓12g，大黄6g，生龙骨15g（先煎），生牡蛎15g（先煎），水牛角15g，白芷10g，生甘草6g，生姜10g，大枣10g。水煎服。

服药5剂，诸症豁然，再服10剂，病臻痊愈。

按语：古有"无风不作眩""无痰不作眩""无虚不作眩"之说，而本案之主要病机，既非肝风，又非痰浊，亦非虚损。因其头痛、烦躁易怒、大便干结、溺黄，且休作有时，证属枢机不利，气化失司，痰瘀互结，故予柴胡加龙骨牡蛎汤加味，以和解少阳、调和营卫、化气通脉为治。本案患者目眩头晕，且以头痛见著，故予川芎、赤芍、白芷、水牛角，活血通脉，解痉止痛。本案之用药，内寓《伤寒论》之小柴胡汤，调达枢机，透理三焦，理气导滞；桂枝汤，和营卫，行气血；《金匮要略》之当归芍药散，调肝和血，健脾渗湿。故诸药以施，枢机得调，营卫以行，气化有司，痰瘀得解，而病臻痊愈。

麻黄细辛附子汤证案

左某，女，43岁。1974年3月10日初诊。

右侧三叉神经痛年余，曾用针灸、中西药治疗罔效，延余诊治。患者诉疾病早期，右侧头面痛，疼痛时间短暂，间歇期较长，发作次数少，近3个月发作次数增多，逐渐频繁，疼痛越来越重，呈突然闪电样剧烈疼痛，且遇冷痛剧，得热则痛减。发作时面色苍白，按摩局部则稍减。舌淡红，白薄苔，脉沉细而弦。

辨证：寒邪上犯清窍，停滞于阳明、少阳经头面部，寒邪凝滞收引而致面痛。

治法：温经散寒，搜风通络，佐以和营濡筋。

方药：麻黄细辛附子汤加味。

生麻黄10g，细辛3g，制附子10g，白芷10g，川芎10g，水煎服。早晚冲服止痉散（全蝎、蜈蚣等分）1.5g。

用药1周，诸症悉减。续服1月，病臻痊愈，予以麻黄细辛附子汤研粗末，每日30g煎服，以防复发。

按语：麻黄细辛附子汤，方出自《伤寒论》，属温阳散寒之剂。三叉神经痛，头面剧痛连脑，为难愈顽疾。此案病人遇冷痛剧，得热则痛减，故予此方，而收效于预期。《绛雪园古方选注》称"此从里达表，由阴出阳之剂"；《伤寒溯源集》

称此方"为温经散寒之神剂"。《医贯》有"头痛连脑者,此系少阴伤寒,宜本方"的记载。方中麻黄开腠解肌中之寒邪,乃"由阴出阳"之用,附子温经扶阳,散寒通络,细辛散逐里寒,诸药合用,阳气一振,凝滞阴寒之邪得去,而疼痛得解。为增其解痉定搐之功,故佐服止痉散。

小柴胡汤证案

于某,女,40岁,工人。1990年12月初诊。

右侧头、面颊部及齿痛1年余。去年9月患者因情绪紧张,感牙齿灼热疼痛,不敢咀嚼,当时未在意,继而右侧面部疼痛,夜间痛著,呈烧灼、刀割样痛,在本地医院口腔科诊为"三叉神经痛",住院治疗1月余,病情无好转,医生决定行手术治疗,因病人拒绝手术,而出院求中医治疗。诊见口苦,咽干,头痛目眩,舌红,苔薄黄,脉细弦。

辨证:少阳枢机不利,肝胆之火上郁,络脉痹阻。

治法:疏利气机,散郁通络。

方药:小柴胡汤加味。

柴胡15g,黄芩12g,半夏10g,党参12g,桃仁12g,红花12g,白附子10g,黄荆子12g,川芎15g,细辛6g,老鹳草12g,白芍24g,甘草10g。水煎服。

服5剂后疼痛大减,但夜间仍疼痛,上方加龙骨、牡蛎各15g,10剂后疼痛基本消失,因病人厌倦服中药而停服,1月余又复作,但程度较轻,守上方再服20剂,诸症消失,至今未再发。

按语:三叉神经痛,发病休作有时,示其柴胡证具;口苦、咽干、目眩,示少阳证在,故谓证属枢机不利,胆火上郁。开合失司,络脉痹阻,而诸症存焉。故以小柴胡汤调达枢机,清火散郁;老鹳草、黄荆子乃治头面齿痛之常用药,与白附子、细辛共成通经活络之效；川芎、红花活血通脉，白芍、甘草酸甘化阴，濡养筋脉而缓急止痛。

23. 眩晕

桂枝甘草汤证案

邢某，男，31 岁。1974 年 3 月 16 日初诊。

素体阳虚，发现低血压（80/50mmHg）十余年，眩晕，精神萎靡，形寒肢冷，少寐多梦，健忘体倦，腰膝酸软，耳鸣。舌淡，脉沉细。

辨证：肾阳不足，清窍失养。

治法：益元通阳。

方药：桂枝甘草汤加味。

桂枝 12g，炙甘草 10g，肉桂 6g，鹿角胶 6g（烊化）。水煎服。

服药 10 剂，诸症豁然，血压 90/60mmHg。上方加五味子 10g，红参 6g，续服 20 剂，眩晕止，神充体健，血压 110/70mmHg。为巩固药效，嘱服右归丸。

按语：此案之效，在于桂枝甘草汤乃辛甘化阳之伍，辅以肉桂、鹿角胶益元荣督，则阳气通达，清阳得以上升，浊阴得下降，而眩晕止，血压升。佐以红参、五味子乃益心阳、养心阴之用，于是肾元得荣，心血足，心气充，则脉通也。由此可见，经方多具方简药少的组方特点，若脉证相符，必收卓功，诚如《普济方》所云："兵不必众而收功，药不必多而取效，盖医者能机变即可用也。"

建瓴汤证案

王某，男，57岁。1974年3月16日初诊。

患高血压病史已10年，1个月前开始眩晕，头痛加重，耳鸣，视物不清，烦躁易怒，面色潮热，腰膝酸软。近日口眼微有歪斜，言语微謇涩，右上肢微有不灵，倏尔即逝。舌红无苔，脉弦细，血压168/100mmHg。

辨证：肝肾阴亏，虚阳上冒。

治法：镇肝息风，育阴潜阳。

方药：建瓴汤合当归散加减。

代赭石30g（先煎），牛膝15g，桑椹子30g，生龙骨30g（先煎），生牡蛎30g（先煎），天麻10g，当归12g，川芎10g，白芍12g，黄芩10g，生地15g，寄生18g，白术12g，山药15g，柏子仁15g，珍珠母30g（先煎），甘草6g。水煎服。

3月20日复诊：药后病情好转，但视物昏花不减，舌红，苔薄白，脉弦细，血压160/100mmHg。仍宗原意，予上方加磁石10g，神曲10g，黄精24g。

3月25日三诊：诸症大减，口眼歪斜、言语謇涩已愈，血压微高，脉弦。上方去赭石，加夏枯草12g，水煎服。

4月1日四诊：诸症悉除，血压稳定，舌淡红，苔薄白，脉缓，血压130/90mmHg。予以杞菊地黄丸，嘱服1个月。

按语：建瓴汤方出自《医学衷中参西录》，乃平肝潜阳之剂。当归散方出自《金匮要略》，由当归、黄芩、芍药、川芎、白术组成，具调冲任、养血脉之功。本案为阴虚阳亢，血脉失濡之证，故用之。方中龙骨、牡蛎、赭石重镇潜阳，眩晕、头痛虚阳上冒等症得解；牛膝、生地、山药、当归、川芎、白芍滋养肝肾，濡养经脉，育阴息风，解痉止挛，而时作之口眼歪斜、肢体不灵得解；柏子仁养心安神，而烦躁易怒可缓。本案加甘寒桑椹子，补肝肾，养阴血；佐地、归、芎、芍、天麻以养血育阴息风；加黄芩以其苦寒，消上、中焦之邪火而清热降压；入珍珠母，味咸气寒，入足厥阴肝经，以清热除烦，重镇潜阳。

"中风痱"，肢体病也，《金匮要略》称其症见"身体不能自持，口不能言，冒昧不知痛处，或拘急不得转侧"。《金匮要略心典》云："痱者，废也，精神不持，筋骨不用，非特邪气之扰，亦真气之衰也。"本案患者时作口眼歪斜，肢体不灵，属短暂性脑缺血发作，乃肾元亏虚，脑络失养所致，属中医之"中风痱"证，故予建瓴汤加味。

上亢之阳得潜，血压得降，则潜阳之法应中病即止，不可久用。因潜阳药物药性寒凉，质地沉重，易伤阳致泻。

半夏白术天麻汤证案

毛某，男，56 岁。1973 年 9 月 10 日初诊。

头沉重而痛，目眩，胸闷纳呆，心烦易乱，喉中痰鸣，咳痰白稠，纳谷欠佳。舌暗体胖，苔白兼黄，脉滑数，左关见弦象。血压 190/90mmHg。

辨证：痰火蕴伏，扰动肝阳。

治法：清化热痰，平肝潜阳。

方药：半夏白术天麻汤加减。

陈皮 10g，半夏 10g，云苓 12g，白术 12g，竹茹 12g，瓜蒌 15g，枳实 10g，钩藤 10g，菊花 15g，生龙骨 30g（先煎），生牡蛎 30g（先煎），夏枯草 10g，甘草 6g，生姜 10g。水煎服。

复诊：9 月 14 日。药后诸症悉除，血压平稳（120/75mmHg）。嘱其每日以托盘根煎汤服。

按语：半夏白术天麻汤，出自《医学心悟》，源自《金匮要略》小半夏加茯苓汤，方由《局方》二陈汤加白术、天麻而成，以其燥湿化痰，平肝息风，而主治风痰眩晕证。加龙骨，以其入足厥阴肝经，以收浮越之气；加牡蛎，功专入肾，为肝肾血分药，为治阴虚阳亢之头痛、眩晕之要药；因其胸闷纳呆，心烦易乱，故入瓜蒌、竹茹，以宽胸除烦；药用钩藤，甘而微寒，为肝与心包二经之药，有平肝息风、舒筋除眩之功；甘菊花，甘苦微寒，禀受四气，冬苗、春叶、夏蕊、秋花，饱经霜露，得金水之精，而益肺肾二脏，以制心火而平肝火，则心烦、目眩、头重之症得解；夏枯草冬至后生芽，至春而花，一到夏至即枯，故禀纯阳之气，然味辛苦而寒，独走厥阴，能除肝经郁火，功专散结，乃阳中求阴之味，为泻火散结、清肝降压之要药。

天麻钩藤饮证案

姜某，男，60岁。1974年4月10日初诊。

头目眩晕，头痛耳聋，暴躁易怒，面色潮红，口苦，心烦不得眠，左侧手足麻木欠灵，言语尚清。舌红，苔薄黄，脉弦数。血压230/100mmHg。

辨证：肝火偏盛，火动阳亢。

治法：清泻肝火，潜阳息风。

方药：天麻钩藤饮合栀子豉汤加减。

天麻10g，钩藤12g，黄芩10g，栀子10g，豆豉10g，菊花12g，杜仲12g，桑寄生12g，牛膝15g，生白芍15g，生龙骨30g（先煎），生牡蛎30g（先煎），甘草6g。水煎服。

4月14日：药后诸症如前，舌红，白薄苔，脉弦，血压30/13.3kPa。上方加夏枯草12g，槐米12g，水煎服。

5月9日：服药十余剂，诸症大减，血压稳定，舌红苔薄，脉弦，血压225/90mmHg。仍宗原意，上方加珍珠母30g

继服。

5 月 14 日：诸症悉除，血压稳定。舌红，苔薄白，脉弦缓。予以托盘根、草决明煎汤代茶，嘱其常服以巩固疗效。

按语：中医无高血压之病名，然该病主症为头目眩晕而痛，与中医"眩晕"一证相似。目花为眩，头旋为晕。肝开窍于目，肝足厥阴之脉，"连目系，上出额，与督脉会于颠"。肝为风木之脏，体阴而用阳。风为肝之本气，风性动摇，动则眩晕，故眩晕、头痛多与肝有关，而《内经》有"诸风掉眩，皆属于肝"之说。故平肝潜阳为治高血压病重要法则，而天麻钩藤饮为泻火潜阳代表方剂。本案属阳亢为主型者，方中天麻、钩藤潜阳息风，任为主药；辅以黄芩、栀子泻火存阴，乃苦坚肾之义也；佐以杜仲、桑寄生、牛膝滋养肝肾。《伤寒论》有虚烦不得眠用栀子豉汤之条。栀子苦寒，清透郁热，解郁除烦，又可导热下行；豆豉气味俱轻，清泄热邪，和胃降气，二药相伍，降中有宣，宣中有降，清宣胸膈郁热，而心烦不得眠得解，暴躁易怒得息。诸药合用，则肝火得泻，肝阳以潜，而眩晕、头痛、心烦悉除。

大定风珠证案

闫某，男，61 岁。1974 年 10 月 5 日初诊。

近日来眩晕头痛，面色潮红，五心烦热，神倦痉厥，时见瘛疭，耳鸣，腰膝酸软，夜间心烦不寐，盗汗，舌绛红少苔，脉弦细无力。血压 190/105mmHg。

辨证：肝肾阴亏，虚风内动。

治法：滋阴潜阳，养阴息风。

方药：大定风珠加减。

生地 15g，白芍 12g，麦冬 12g，生牡蛎 30g（先煎），生龟甲 10g（先煎），桑椹 30g，阿胶 10g（烊化），黑芝麻 15g，夏枯草 10g，石决明 15g（先煎），炙甘草 6g，鸡子黄 2 枚（烊冲）。水煎服。

10 月 14 日：迭进 8 剂，诸症递减，血压 165/100mmHg。仍宗原意，上方加杜仲 10g，牛膝 10g，继服。

10 月 23 日：续进 8 剂，诸症悉除，眩晕、头痛遂止，血压 160/95mmHg。

嘱以草决明煎汤代茶服用。

按语：大定风珠方出《温病条辨》，由加减复脉汤衍化而成，具滋阴潜阳、柔肝息风之用，故为滋阴潜阳之良剂。《伤寒论》中，肾阴不足，不能上济心火，心火独亢，致心中烦、不得卧诸症，用黄连阿胶汤。大定风珠寓此方而不用苦寒之芩、连，而重用鸡子黄、阿胶、白芍滋肾柔肝益肾。方中鸡子黄上通心气，下达肾气，合阿胶滋阴以息风，共为主药；地黄、麦冬、白芍滋阴柔肝，三甲育阴潜阳，共为辅药；五味子、炙甘草化阴以安中，麻仁润燥以泻热，均为佐使药。诸药合用，滋阴潜阳，柔肝息风，而血压得降，眩晕得息。

加味真武汤证案

赵某，男，56 岁。1978 年 10 月 2 日初诊。

头晕目眩，肉瞤，心悸，形体肥胖，肢体浮肿，腰膝酸软，小便频而短，大便溏稀，胸闷短气，时虚烦懊恼，夜难入寐。舌淡红而胖，有印痕，苔薄白兼黄，脉沉迟，左关脉弦。血压 190/110mmHg。

辨证：肾元不足，阴阳双亏。

治法：温肾壮阳，养血益阴。

方药：加味真武汤。

制附子 10g（先煎），白术 15g，茯苓 12g，白芍 12g，石决明 18g（先煎），生龙骨 30g（先煎），生牡蛎 30g（先煎），杜仲 12g，桑寄生 12g，枸杞子 15g，生姜 3 片。水煎服。

10 月 7 日：上方服 4 剂后，眩晕、肉𥆧、心悸、胸闷、浮肿诸疾悉减，时有心烦，脉沉迟，血压 185/110mmHg。仍宗原法，上方加莲子心 10g，水煎服。

11 月 5 日：续进 20 剂，诸症悉除，血压稳定，舌淡红，苔薄白，脉沉缓，血压 160/100mmHg。

附子 10g（先煎），石决明 18g（先煎），白芍 10g，夏枯草 10g。水煎服。

两年后追访，血压较稳定，患者每发眩晕，血压稍高，即服附子石决明小方三五剂，症状即可消失。

按语：自拟加味真武汤，方由真武汤加石决明、杜仲、寄生、枸杞子等药而成。方取真武汤，以其振奋脾肾之阳，而肢体浮肿，腰膝酸软，胸闷短气等症可痊；佐石决明、杜仲、寄生、枸杞子诸药，以其育阴潜阳之功，而眩晕之可愈。其特点是附子与石决明等潜阳药物同用。附子为回阳救逆之妙品，石决明为镇肝潜阳之要药，一动一静，一温一寒，药性功效悬殊，然二味并用，确有异途同归、相辅相成之妙。其要有二：其一，肝旺于上，肾亏于下，肝肾不和，母子相离，用石决明潜镇虚阳，使其达下，附子振奋肾阳，又使其从下引上，二者得合，肝肾同归于平。其二，附子能固肾中之阳，石决明能制肝木之刚，两者并用，则扶阳长阴，而"阴不敛阳，浮阳上越；阳不引阴，阴失下贯"之证解也。

阳和汤证案

林某，女，36 岁。1976 年 5 月 12 日初诊。

头脑空痛，眩晕耳鸣，腰膝无力，带下较多，清稀如涕，月经量少，后期而至，面色苍白，毛发稀疏，面目浮肿，四肢不温，形寒神疲，言语低微，喜卧嗜睡，罹病年余。每次发病则天转地旋，伴恶心，头痛，闭目数分钟即止。近日发作较频，曾多次用中西药物及针灸治疗罔效，西医诊断为耳源性眩晕。舌淡，边有印痕，少苔，脉沉细无力。

辨证：肾虚不荣，督脉失养，髓海空虚。

治法：培元益肾，养荣督脉，温阳化饮。

方药：阳和汤合泽泻汤加减。

熟地30g，肉桂3g，白芥子6g，炙麻黄1.5g，炮姜3g，细辛1.5g，鹿角胶6g（烊），枸杞子15g，菟丝子15g，白术15g，肉苁蓉18g，茯苓15g，泽泻15g，炙甘草6g。水煎服。

迭进18剂，眩晕遂止，月事调匀，带下不多，眩晕未发。

按语：肾主髓，脑为髓之海。督脉为阳脉之海，总督一身之阳脉，又属脑络肾。故《灵枢·海论》云："髓海有余则轻劲多力，自过其度；髓海不足，则脑转耳鸣，胫酸眩冒，目无所见，懈怠安卧。"上述经文说明，眩晕之由，多因肾精亏损、督脉空虚、髓海不足而致。阳和汤具益元荣督温肾之功，而益精血，通阳散凝之效，以化痰结，则眩晕可愈。

柴胡加龙骨牡蛎汤证案

张某，男，60岁，干部。1980年8月初诊。

患高血压病3年，加重1年。常感头晕，目眩，耳鸣，头顶胀且跳痛，血压180/90mmHg。近1年来，病情加重，需服降压药才可控制，因服降压药嗜睡乏力，故求服中医治疗。

患者精神不振，面色潮红，形体稍胖，动态自如，舌红，苔中间稍黄，脉弦略滑，血压175/90mmHg。

师柴胡加龙骨牡蛎汤意化裁。

处方：柴胡12g，黄芩12g，半夏10g，党参15g，桂枝12g，茯苓15g，酒军10g，生龙骨30g（先煎），生牡蛎30g（先煎），磁石30g（先煎），珍珠母30g（先煎），甘草10g，生姜10g，大枣10g。水煎服，每日1剂。

5剂后，血压降至正常，诸症亦减，守方继服10剂后，诸症消失，上方去磁石、珍珠母，再服20剂，血压未再超出正常范围。嘱每日以芩胆决明饮（黄芩、龙胆草、草决明）煎汤代茶服。

按语：柴胡加龙骨牡蛎汤，方出自《伤寒论》。本案病人之柴胡汤证具，故方中主用小柴胡汤以和解少阳，疏肝达郁；病人见头顶胀且跳痛，故加龙骨、牡蛎、磁石、珍珠母平肝潜阳，降上亢之阳；药用酒大黄，引其上行至颠，驱热下行，佐黄芩以清上部之热。诸药合用，郁火得清，上亢之阳得潜，血压得降，病臻痊愈。

24. 痉病

桂枝加葛根汤证案

臧某，女，34岁。1993年12月26日初诊。

时值寒冬，因汗出冒风，遂发头痛，恶寒发热，项背强直，颈不可转侧，肢体酸重。舌苔白腻，脉浮缓。

辨证：外感风寒，邪犯太阳，经脉凝滞，营卫失和，筋脉失濡。

治法：调和营卫，布津舒经，濡养筋脉。

方药：桂枝加葛根汤化裁。

桂枝12g，芍药15g，葛根20g，羌活10g，白芷10g，地龙10g，炙甘草10g，生姜10g，大枣10g。水煎服。

服药3剂，头痛、项强悉除，递进5剂痊愈。

按语：桂枝加葛根汤与葛根汤、瓜蒌桂枝汤，均出自

《伤寒杂病论》，均有项背强急和太阳表证，病机均为太阳经气不舒，筋脉失于濡养而致之痉病。葛根汤是风寒袭表兼太阳经气不舒，其本是太阳伤寒证，脉浮紧；桂枝加葛根汤为风邪袭表兼太阳经气不舒，其本是太阳中风证，脉浮；瓜蒌桂枝汤主治柔痉，亦有太阳中风证，脉反沉迟。本案病人因汗出冒风，脉浮，故属桂枝加葛根汤证。方主以桂枝汤和营卫，调气血，舒筋通脉；葛根，《本草经》谓其治"诸痹"，盖因其甘辛性平，气质轻扬，具升散之性，入脾胃二经，善鼓舞胃中清气上行以输布津液，于是清阳得升，筋脉得濡，而解项背肌肉挛急之症。方加白芷辛能解表散风，温可散寒除湿，芳香之气又能上达颈项而舒筋；地龙息风解痉，为活络通痹之要药。二药为治颈项强痛必用之药。

25. 风寒湿痹

桂枝加附子汤证案

张某，男，53 岁。1969 年 11 月 16 日初诊。

全身关节酸痛，痛有定处，得热则缓，遇冷加剧。时值严冬，近来疼痛日甚，关节不可屈伸，尤以膝关节为甚，局部皮色不红。舌苔薄白，脉弦紧。

辨证：营卫失和，风寒湿邪闭阻络脉。

治法：调营卫，和气血，温经散寒。

方药：桂枝加附子汤加味。

桂枝 15g，白芍 20g，制附子 12g（先煎），鸡血藤 20g，穿山龙 15g，伸筋草 15g，透骨草 15g，醋元胡 10g，炙甘草 10g，生姜 3 片，大枣 3 枚。水煎服。

5 剂服后，疼痛大减，关节动之可忍。上方加当归 12g，黄芪 20g，续服。12 剂后，病人欣然相告，病已痊愈。

按语：桂枝加附子汤，乃《伤寒论》为太阳病发汗太过，致阳虚汗漏并表证不解证而设方，法在扶阳解表。本案证属营卫失和，寒湿之邪，闭阻络脉，邪壅肌腠而致痛痹，故予此方。方用桂枝汤重在和营卫，荣气血，而通经和络；附子辛热燥烈，走而不守，能通行十二经。《神农本草经》谓其"辛温"，用治"寒湿痿躄、拘挛、膝痛、不能行步"之证，故方用附子而重在逐寒湿。加穿山龙、伸筋草、透骨草，以强筋骨，搜风通络；入鸡血藤、醋元胡，以补血通脉，缓急止痛。

桂枝，《神农本草经》未录，然有"牡桂"条，"味辛、温、无毒"，有"利关节，补中益气"之功。其原植物诸家认识不一致，多以樟科肉桂为正品。药材肉桂为其树皮切片用，桂枝为其嫩枝切片或小段入药。桂枝辛散温通，能振奋气血，透达营卫，可外行于表，解散肌腠风寒，横走四肢，温通经脉寒滞，且能散寒止痛，活血通经，故为治风湿痹痛之要药。

桂枝倍芍药汤证案

张某，男，46 岁。1991 年 10 月 6 日初诊。

右肩关节剧痛半年余，夜间尤甚，影响睡眠。肩动则疼痛放射至同侧上臂及前臂，故上举、内收、外展、内旋、后伸、摸背动作受限，曾用针灸、推拿及西药治疗罔效，转余诊治。查局部无红肿发热，右肩三角肌轻度萎缩。舌淡红，白薄苔，脉沉弦。

辨证：寒凝筋脉，营卫失和。

治法：和营卫，濡筋脉，活血通络。

方药：桂枝倍芍药汤合活络效灵丹加味。

桂枝 12g，白芍 30g，炙甘草 10g，当归 12g，丹参 15g，

乳香 3g，没药 3g，片姜黄 10g，生姜 10g，大枣 10g。水煎服。

服 5 剂后痛减，肩可上抬外展，续服 10 剂，诸症若失，唯摸背时肩痛仍作。原方去乳香、没药、丹参，加黄芪 30g，鸡血藤 30g，威灵仙 12g，寓黄芪桂枝五物汤意，再服 10 剂，而痊愈。

按语：桂枝倍芍药汤，乃《伤寒论》为太阳病误下，邪陷太阴而设。本案患者，因劳作伤肩，复因汗后感寒，致寒凝筋脉，营卫失和，络脉痹阻而致肩凝，故用本方合活络效灵丹而收卓功。桂枝汤和营卫，解肌腠，益气血，温经散寒而通痹。《神经本草经》芍药不分赤白，谓其"治邪气腹痛，除血痹，破坚积"。白芍苦酸微寒，入肝脾二经，具补血敛阴、柔筋止痛之功，为治疗诸痛之良药。故倍芍药，佐甘草，乃酸甘化阴，以濡筋脉，解痉舒挛而通行关节。加黄芪，乃寓黄芪桂枝五物汤治血痹之意；佐活络效灵丹（当归、丹参、乳香、沉香）者，取其活血化瘀、通脉止痛之功。

柴胡桂枝汤证案

姜某，女，28 岁，教师。1990 年 8 月初诊。

全身肌肉关节疼痛 1 月余。1 个月前，因途中遇雨，而跑步回家，归时已汗雨难分，遂又冷浴，后即感全身疼痛，且低热不扬，体温在 37℃ ~ 37.5℃ 之间，口苦咽干，胸胁闷而不舒，全身沉重乏力，纳差恶心。查血常规正常，血沉 37mm/h，抗链"O"正常。下肢小腿部，有数个红色硬结，舌红，苔黄略腻，脉沉弦细。

辨证：湿热留恋气分，郁遏气机。

治法：清解气分湿热。

方药：柴胡桂枝汤加减。

柴胡 15g，黄芩 12g，半夏 10g，党参 15g，桂枝 10g，白

芍 12g, 草果 12g, 薏苡仁 30g, 苍术 12g, 厚朴 12g, 白扁豆 20g, 藿香 12g, 甘草 10g。水煎服, 每日 1 剂。

服 10 剂后疼痛大减, 查血沉恢复正常, 风湿结节消失。再服 5 剂, 诸症悉除。再进 3 剂, 以善其后。

按语: 此案之痹证, 既非受风寒湿邪而成之痹, 亦非正虚邪实独活寄生汤证之痹, 此患者乃汗出冒雨, 邪陷少阳, 低热不扬, 气化失序, 营卫失和所致。《素问·痹论》云:"荣者, 水谷之精气也, 和调于五脏, 洒陈于六腑, 乃能入于脉也, 故循脉上下, 贯五脏, 络六腑也。卫者, 水谷之悍气也。其气慓疾滑利, 不能入于脉也, 故循皮肤之中, 分肉之间, 熏于肓膜, 散于胸腹。逆其气则病, 从其气则愈。不与风寒湿气合, 故不为痹。"故予以柴桂汤, 则气机得畅, 三焦调达, 营卫调和, 津液得濡, 则身热体痛得除。苍术、厚朴、草果、藿香诸味, 燥湿化浊, 以杜成热痹之路。

独活寄生汤证案

牟某, 男, 40 岁, 农民。1965 年 9 月初诊。

全身关节疼痛 3 年。3 年前, 曾服阿司匹林、保泰松等, 病情时好时坏。近 3 个月, 患者感全身关节疼痛, 病情加重, 夜间疼痛, 辗转难眠。舌暗苔白, 脉沉弦紧。

辨证: 寒湿凝滞关节, 营卫失和, 气血亏虚。

治法: 和营卫, 调气血, 温经散寒。

方药: 独活寄生汤, 水煎服。

服药 10 剂后病情略见好转, 再服 5 剂, 病情无大好转, 遂给予小柴胡汤加味。

柴胡 15g, 黄芩 12g, 半夏 10g, 党参 15g, 麻黄 10g, 桂枝 12g, 白芍 12g, 甘草 10g, 生姜 5 片, 大枣 5 枚。

服药 4 剂, 病情大有好转, 后再予独活寄生汤 10 剂, 疼痛消失，为巩固疗效，服十全大补丸、小活络丹半月，病情基本痊愈。此乃在痹证正治之法过程中，插几剂小柴胡汤之妙用。

按语：痹证为临床之常见病、多发病。治之早者，病在肌肤体表，尚可速愈；若迁延失治，或治之不得法，病在筋骨脏腑，则缠绵难医。《济生方》认为此病"皆因体虚，腠理空虚，受风寒湿气而痹也。"故予以养肝肾、和营卫、益气血之独活寄生汤，为治痹之常法。本案患者服用独活寄生汤15剂，未见明显好转，故插用小柴胡汤4剂，而见显效。盖因独活寄生汤，祛邪外出，而邪郁于半表半里，治当调气机，实腠理，通三焦，故予以小柴胡汤，"上焦得通，津液得下，胃气因和，身濈然汗出而解"。续服独活寄生汤10剂，而病臻痊愈。

26. 尪痹

阳和汤证案

贾某，男，22岁。1975年4月15日初诊。

自春节始，晨起指关节僵硬，活动受限，两腿痛，双手指关节肿痛，遇冷受寒则痛重。经X线摄片诊为类风湿关节炎。实验室检查类风湿因子弱阳性。舌质淡红，苔薄白，脉沉而无力。

辨证：寒凝痰滞，痹阻经络。

治法：温阳解凝，蠲痹通络。

方药：阳和汤加味。

熟地30g，桂枝9g，白芥子6g，鹿角胶10g（烊），炮姜3g，麻黄1.5g，木瓜15g，乳香9g，没药9g，全蝎6g，穿山龙 20g，鸡血藤 30g，炮甲 6g，松节 3 个，炙甘草 6g。水煎服。

续进 25 剂，肿痛悉瘳，步态自如，1 年后随访未复发。

按语：类风湿关节炎，属中医学"尪痹"范畴，历代医籍皆有记述，尤以《景岳全书》论述较详："此乃血气受寒则凝而留聚，聚则为痹……诸痹者皆在阴分。亦总由真阴衰弱，精血亏损，故三气得以乘之。经曰邪入于阴则痹，正谓此也。是以治痹之法，最宜峻补真阴，使气血流行，则寒随去，若过用风湿痰滞等药，再伤阴分，反增其病矣。"其论述痹证之病因、病机及治则，提示为阳和汤之适应证。而王洪绪用治鹤膝风列阳和汤为主治之首方，今用治尪痹，非出臆造。

桂枝芍药知母汤证案

路某，男，45 岁。2011 年 7 月 18 日初诊。

全身小关节游走性疼痛 4 年。2007 年始觉肩部疼痛，服止痛片、推拿后略减，2009 年在中心医院查类风湿因子 628IU/L，诊为"类风湿关节炎"，予以免疫抑制剂来氟米特片控制症状，去年冬天因转氨酶升高而停药，今求中医治疗。现手近指间关节肿痛，伴全身小关节游走性灼痛，略活动疼痛加重，胃脘部有灼热感，无明显反酸、嗳气、胀痛，纳可，眠可，二便调，舌绛红，中有裂纹，苔薄黄，脉弦。

诊断：历节风（类风湿关节炎）。

辨证：肝肾不足，营卫失和，脉络痹阻。

治法：益元荣骨，舒筋通络，调和营卫。

方药：桂枝芍药知母汤加味。

桂枝 20g，炒白芍 30g，炒白术 12g，地骨皮 12g，知母 12g，鹿角片 15g，熟地黄 20g，肉桂 10g，麻黄 10g，白芥子 6g，干姜 3g，黄芪 40g，穿山龙 30g，伸筋草 15g，透骨草 15g，猫爪草 12g，雷公藤 12g，地龙 15g，土鳖虫 15g，羌活

10g，独活 10g，制附子 60g（先煎 60 分钟），防风 15g，威灵仙 10g，玄驹 30g，全蝎 10g，甘草 10g，生姜 10g，大枣 10g。水煎服。

10 月 19 日：服中药 3 个月，现四肢关节肿胀轻，晨起或劳累后，双手指间关节略肿胀，微痛，休息后好转。舌淡红，苔白，脉沉弦。

桂枝 20g，炒白芍 30g，制附子 15g（先煎），麻黄 20g，赤芍 15g，炒苍术 15g，猫爪草 10g，穿山龙 30g，伸筋草 15g，透骨草 15g，络石藤 15g，鸡血藤 15g，桑枝 30g，豨莶草 15g，臭梧桐 15g，黄芪 30g，熟地黄 20g，肉桂 6g，鹿角片 15g，当归 10g，川芎 12g，炙甘草 10g，生姜 10g，大枣 10g。水煎服。

2012 年 1 月 2 日：症状大幅缓解，关节无肿胀疼痛，予以调方继服。

桂枝 20g，炒白芍 30g，制附子 15g（先煎），麻黄 20g，炒白术 15g，猫爪草 10g，穿山龙 30g，伸筋草 15g，透骨草 15g，络石藤 15g，鸡血藤 15g，桑枝 30g，黄芪 30g，熟地黄 20g，鹿角片 10g，当归 10g，桑寄生 12g，木瓜 12g，地龙 12g，生姜 10g，大枣 10g，炙甘草 10g。水煎服。

2012 年 1 月 18 日，现关节游走性疼痛消失，四肢关节活动自如，实验室检查均正常，以黄芪桂枝五物汤善后。

按语：类风湿关节炎，属中医"尪痹"范畴，以关节病变为主，为自身免疫疾病。本案属寒热错杂之风湿历节证，故主以桂枝芍药知母汤祛风除湿，温经宣痹，滋阴清热，辅以阳和汤温阳解凝，蠲痹通络。待其郁热得清，关节灼痛得解，则以黄芪桂枝五物汤治之。药用三草、三藤、二活、二虫，增其祛风胜湿、温经通络之功；桑寄生、木瓜佐熟地、鹿角胶，增其养肝肾、濡筋骨之用。因为病因病机错杂之难愈顽疾，故方中套方，乃"使其自累，以杀其势"之连环计用药式。医之用药，如将之用兵，陈年顽疾，若韩信列阵，多多益善也。

27. 骨痹

阳和汤证案

隋某，男，49岁。1975年2月10日初诊。

腰痛，俯仰转侧不利，活动痛剧，步态维艰，依仗而行，有跌仆史。经X线摄片诊为腰4～5椎间盘脱出、3～4腰椎肥大增生、腰椎骶化、骶椎裂并游离棘突。脉沉细，舌质红，苔薄白。

辨证：肾元亏虚，筋骨失养，络脉痹阻。

治法：强筋健骨，益督补肾，活血通络。

方药：阳和汤加味。

熟地30g，鹿角霜30g，炮姜3g，麻黄1.5g，肉桂6g，杜仲12g，地龙10g，毛姜24g，鸡血藤30g，川断15g，狗脊15g，炙甘草6g。水煎服。

服药6剂，诸者症悉减。方加鹿含草15g，桑寄生15g，玄驹10g，地龙10g，续服。连服24剂，行动自如，疼痛消失，并能骑自行车。3年后追访腰痛未复发。

按语：中医学认为，"腰者，肾之府"，"肾主骨生髓"，"督为肾之外垣"，"贯脊"，"属肾"，故肾气内充而外垣便固。阳和汤温督冲以益气血，强筋健骨以通利关节。方中重用熟地益肾填精，大补阴血，任为主药。鹿角胶乃血肉有情之品，生精补髓，养血助阳，"禀纯阳之质，含生发之机"，强筋健骨；肉桂温阳散寒而通血脉，共为辅药。麻黄、姜炭、白芥子协助肉桂散寒导滞而化痰结；熟地、鹿角胶虽滋腻，然得姜、桂、麻黄、白芥子诸辛味药之宣通，则通而不散，补而不滞，乃寓攻于补之方、相辅相成之剂。诸药配伍，共奏温阳散寒之功，而成养血通脉之方。验诸临证，大凡腰椎间盘脱出、腰椎肥大增生属血虚、寒凝、痰滞之证者，灵活加减，确有实效。案中所加之药，以佐助舒筋壮腰、养血通络之用。

益元荣骨方证案

吕某，男，46 岁，农民。2012 年 12 月 5 日初诊。

患者 20 天前无明显诱因出现右侧髋关节疼痛，服西药尼美舒利胶囊等，疼痛减轻，但停止服药后疼痛加重。2012 年 11 月 28 日，莱阳中心医院 CT 检查示：双侧股骨头无菌性坏死。为求进一步治疗，今来我院诊治。面色红赤，舌暗红，苔薄白，舌下静脉暗紫粗大迂曲，脉沉弦。高血压病史 3 年。10 年前因胃溃疡穿孔行胃大部修补术。

辨证：肝肾不足，筋骨失养，营卫失和，气滞血瘀。

治法：养肝肾，强筋骨，养血通脉。

方药：益元荣骨方合桂枝倍芍药汤化裁。

熟地 15g，山萸肉 15g，鹿角片 10g，肉桂 6g，制附子 10g（先煎），麻黄 6g，白芥子 6g，干姜 3g，穿山龙 15g，鹿含草 15g，制马钱末 0.5g（冲服），桂枝 12g，炒白芍 15g，鸡血藤 30g，地龙 12g，土鳖虫 12g，乌梢蛇 12g，当归 15g，川芎 10g，仙灵脾 15g，醋元胡 12g，丹参 15g，黄芪 60g，川断 15g，桑寄生 15g，炒杜仲 15g，毛姜 15g，甘草 10g，生姜 10g，大枣 10g。每日 1 剂，水煎服。

2013 年 1 月 7 日：服中药 30 剂，患者自述右侧臀部疼痛若失，唯久站、行走后觉右侧臀部酸胀不适，舌暗红，苔薄白，脉沉。仍守方继服。

2013 年 1 月 23 日：续服 15 剂，患者站立、行走无不适。

因经济原因，故将药制成丸剂续服。

按语：股骨头无菌性坏死，致髋关节疼痛，属中医"骨痹"范畴，其治取益元荣骨法，主以益元荣骨方，以养肝肾、强筋骨，辅以桂枝倍芍药汤伍毛姜、鹿含草以养血、濡筋、荣骨、通脉，四物汤伍三虫以活血通络，缓急止痛。

28. 脉痹

当归四逆汤证案

王某，男，72 岁。

1 周前感右侧下肢沉重酸痛，有麻木感，继则跌阳脉（足背动脉）搏动消失，且疼痛难忍，夜间尤甚，遂去医院就诊，诊为血栓闭塞性脉管炎，予以西药治疗。3 日前，患肢肤色暗红，继而青紫至膝下，急来医院治疗，外科建议截肢。患者以其高龄拒绝手术，遂要求用中药治疗。舌苔薄白，舌质紫暗，脉沉细而涩。

辨证：血虚寒凝脉痹。

治法：温经散寒，养血通脉，调和营卫。

方药：当归四逆汤合桂枝加附子汤加减。

当归 60g，桂枝 20g，赤白芍各 30g，细辛 3g，木通 15g，制附子 120g（先煎沸 2 小时），地龙 20g，土鳖虫 60g，水蛭 15g，生甘草 20g，生姜 10g，大枣 12 枚。水煎服。

因余当日晚要坐火车去济南开会，嘱服 2 剂以观后效。

服药 2 剂，疼痛大减，患肢青紫退至踝。其子来医院开方取药，诸医均以附子超量拒之，其子即去药店取之，续服 6 剂。待余返院，其子欣然相告，药仅 8 剂而愈。

按语：血栓闭塞性脉管炎属难愈之顽证。本案患者年迈体弱，脾肾阳虚，脉络瘀阻，经脉闭塞之状又重，常规之温经通脉剂很难取效，故予当归四逆汤以温经散寒，养血通脉。当归二两，以其苦辛甘温之性，而补血活血；桂枝加附子汤，以桂枝汤和阳益阴，调和营卫以通血脉。合二方之用，桂枝、芍药二药之量叠加，则和阳益阴之功倍增。附子辛热燥烈，走而不守，通行十二经脉，以其善行疾走之功，而温经散寒，通脉导滞。大剂量附子，意在温经散寒，亦力求速通也。不论生用或熟用，附子所含之乌头碱毒性较大。现代研究表明，稀酸或沸水中，乌头碱易水解成乌头次碱，进一步分解成乌头原碱。乌头次碱毒性作用为乌头碱的 1/50，乌头原碱毒性作用为乌头碱的 1/200。故本案药用 2 剂，则脉络得通，继服 6 剂而愈。

现代运用当归四逆汤，多以木通代通草，但现代研究表明，关木通、广防己含有马兜铃酸，可致肾毒害，故临床当慎用。而余在临床中所用为正品木通，多选用小木通、五叶木通、三叶木通、白木通，及汉防己、木防己等不含马兜铃酸的品种。

益元阳和方证案

王某，男，39 岁，农民。1975 年 5 月 3 日初诊。

左足大趾及次趾皮肤与趾甲全部变黑、干萎且趾端溃破，有淡黄色脓水流出，余趾麻木，趺阳脉隐而不见，疼痛难忍，夜间尤甚，呼号不已，步复维艰，在某地区医院确诊为血栓闭塞性脉管炎。舌淡苔白，脉弱。

辨证：营卫失和，脾肾阳虚，阴毒凝滞。

治法：温阳补血，散寒通滞。

方药：益元阳和方加味。

熟地 30g，鹿角霜 30g，肉桂 6g，炮姜 3g，麻黄 6g，白芥子6g，穿山龙15g，鸡血藤30g，怀牛膝12g，赤芍12g，炮山甲4.5g，赤灵芝10g，鬼箭羽15g，炙甘草6g。水煎服。

10剂后，疼痛止，肿胀消，夜宁，干萎组织脱落，仍宗原方，加当归30g，黄芪30g，继服20剂，诸症悉除，随访3年未复发。

按语：血栓闭塞性脉管炎，中医学称为"脱疽"，分虚寒型（相当于现代医学的缺血期）、瘀滞型（相当于营养障碍期）、热毒型（相当于坏疽期）、气血两虚型（相当于恢复期）。此病多因脾肾阳虚，阳气不能通达四末，致寒凝血滞，脉络不通而发病。久则脉络瘀阻，经脉闭塞。郁久，必有化热之势，热毒耗阴，则肢端溃破。故有"始为寒凝，久成热毒"之说。益元阳和方由阳和汤加味而成，具温阳补血、散寒导滞之功，故适用于虚寒、瘀滞、气血两虚三型。虚寒型加温阳通脉之附子、细辛，补虚养血之当归、鸡血藤、怀牛膝；瘀滞型宜加活血化瘀之桃红四物汤，通脉导滞之地龙、土鳖虫、乳香、没药；气血两虚型宜合当归补血汤或八珍汤，及滋养肝肾之品。本案属血虚寒凝、阴毒瘀滞之证，故予益元阳和方而收效。方中重用熟地益肾填精，大补阴血，任为主药；鹿角胶乃血肉有情之品，生精补髓，养血助阳，"禀纯阳之质，含生发之机"，而功在益肾元、温少阴；肉桂温阳散寒而通血脉，共为辅药。麻黄、姜炭、白芥子协助肉桂散寒导滞而化痰结；熟地、鹿角胶虽滋腻，然得姜、桂、麻黄、白芥子诸辛味药之宣通，则通而不散、补而不滞，乃成寓攻于补之方、相辅相成之剂。方中辅以穿山龙、赤灵芝、怀牛膝，增其益心脾、养肝肾之功；炮甲、赤芍、鸡血藤、鬼箭羽增其通脉导滞之力。诸药配伍，共奏益元温阳散寒之功，而成养血通脉之剂。

阳和汤方出清·王洪绪《外科全生集》，乃为一切阴疽、附骨疽、流注、鹤膝风等阴寒之证而设。王氏认为："治之之法，非麻黄不能开其腠理，非肉桂不能解其寒凝。此三味……不可缺一也。腠理一开，寒凝一解，气血乃行，毒亦随之消也。"故首创阳和丸，后立阳和汤。阳和丸之药用麻黄、肉桂、炮姜，若麻黄汤之麻黄、桂枝、生姜，重在温经散寒，透营达卫，其要在于"益火之源，以消阴翳"。

阳和通脉方证案

董某，男，51岁，农民。2013年3月29日初诊。

两年前因双下肢静脉曲张到某医院行手术治疗，手术后出现刀口感染情况，反复消炎治疗，未见明显好转，欲用中药治疗来诊。左胫前有6cm×4cm溃疡面，脓水淋漓。舌略暗，苔厚白腻，舌下脉络细长，脉弦。

辨证：瘀毒壅滞，络脉不通。

治法：益元养血，开腠通脉，解毒逐瘀。

方药：阳和通脉方加味。

熟地20g，肉桂6g，麻黄10g，炮姜3g，白芥子10g，白头翁15g，当归15g，川芎10g，炒白芍15g，炒桃仁12g，红花10g，地龙12g，土鳖虫15g，水蛭10g，丹参30g，苏木10g，泽兰12g，虎杖20g，生苡米30g，黄芪30g，鹿角片15g，蜈蚣1条（研冲），川牛膝20g，桔梗12g，炙甘草10g，生姜10g，大枣10g。每日1剂，水煎服。

服药15剂，皮损明显减轻，范围减小，结薄痂。舌淡红，苔黄腻，脉弦。仍宗原方化裁。

熟地20g，肉桂6g，麻黄10g，炮姜3g，白芥子10g，白头翁15g，当归30g，川芎15g，赤芍15g，炒桃仁12g，红花10g，地龙12g，土鳖虫15g，水蛭10g，丹参30g，苏木10g，泽兰12g，虎杖20g，生苡米30g，黄芪30g，鹿角片15g，蜈蚣1条（研冲），川牛膝20g，桔梗12g，忍冬藤30g，元参

30g，皂刺10g，炙甘草10g，生姜10g，大枣10g。每日1剂，水煎服。

2013年5月22日：又服药14剂，皮损基本修复，继服药巩固疗效，调方以养血通脉。

当归15g，川芎15g，赤芍15g，生地30g，元参30g，忍冬藤30g，鸡血藤30g，炒桃仁12g，红花10g，川牛膝15g，苏木10g，泽兰10g，茜草10g，桂枝10g，甘草10g。每日1剂，水煎服。

按语：臁疮，外科病名，小腿慢性溃疡之谓也。此案因下肢静脉曲张手术后感染而成。久疡不愈，加之气血运行不畅，湿热蕴结，气滞血瘀，遂成痼疾。阳和通脉方由阳和汤合桃红四物汤组成。予阳和汤则凝结之毒得解；桃红四物汤合四虫，活血通脉；加黄芪，寓当归补血汤之意，大补气血，托毒外达；药用桔梗，乃师《金匮要略》之排脓汤（甘草、桔梗、生姜、大枣），以桔梗为排脓之要药；佐以白头翁、虎杖、忍冬藤等，清利湿热。

阳和四逆方证案

赵某，女，28岁。1972年11月13日初诊。

患者素体禀赋不足，月经后期而至，伴经后腹痛。1年前，隆冬去冰河洗衣服，待洗毕欲返家时，则双手小指、无名指不适，继而扩展至中指、食指，局部发凉苍白，麻木，针刺样疼痛，然后潮红，十余分钟后逐渐恢复正常。患者未在意，以为冰水所致。其后每因接触凉水而发，且遇冷疼痛时间增长，一月前因疼痛难忍而就诊。栖霞县医院内科诊为"雷诺病"，因无良好治法，故其友人介绍由余诊治。诊见肢端发凉，畏寒喜暖，舌淡苔白，脉沉迟无力。巧逢应诊时天气寒冷，适见其雷诺病肢端痉挛症状，初皮色迅速苍白、青紫，继而潮红，伴疼痛，急以艾灸合谷、中渚，诸症暂得缓解。

辨证：素体阳虚，骤受寒冷，寒凝血脉，经脉痹阻。

治法：温经散寒，养血通脉。

方药：阳和四逆方加减。

制附子60g（先煮沸60分钟），干姜6g，熟地30g，鹿角胶10g（烊），肉桂6g，桂枝15g，麻黄10g，当归30g，白芥子6g，炮山甲6g，黄芪30g，白芍20g，穿山龙15g，细辛3g，炙甘草10g，生姜10g，大枣10g。水煎服。

11月24日：服药10剂，形寒大减，凉水洗碗时仍感指端麻木，微有刺痛。上方加鸡血藤30g，丹参30g，水煎服。

12月6日：续服中药12剂，诸症豁然，未发肢端痉挛症状，月经按期而潮，亦未发痛经。上方去细辛、炮甲，续服。

12月20日：患者欣然相告，洗衣洗碗，虽感水凉，亦未发肢端痉挛症状。以原方制附子改为12g，续服10剂，以善其后。

按语：雷诺病属中医"寒厥""脉痹"范畴。此类病人多肾元不足，素体阳虚，故感寒而致经脉凝滞，成四逆寒厥之证。方用大剂量附子之四逆汤，功在温经散寒，回阳救逆。阳和四逆方由阳和汤合黄芪桂枝五物汤、当归四逆汤，加穿山龙、炮山甲而成，具益元温阳、调和营卫、大补气血、通脉导滞之功。大剂黄芪伍当归，乃当归补血汤之意。用大剂量附子，取其助心阳而通脉，补肾阳以益火，则寒厥可解。先煎60分钟，以减其毒性。服10剂后，形寒大减，示寒厥得解，故加鸡血藤、丹参以活血通脉，调和营卫，使气血畅行。

本案有大剂量附子、黄芪之伍，名"芪附汤"，多用于脉痹、周围血管疾病，重在益气温阳，通行十二经脉；而大剂量黄芪伍人参，名"参芪汤"，重在益气养心脾，多用于胸痹、心血管疾病。

29. 痿证

桂枝倍芍药汤证案

徐某，男，31 岁。2013 年 6 月 28 日初诊。

1 个月前因醉酒后摔倒，后又继续醉睡约 20 小时，醒后发现左上肢完全瘫痪，在中心医院诊为臂丛神经损伤。住院治疗月余，仍无好转，求中医治疗。现左上肢完全瘫痪，色暗红，肩关节脱位。吸烟、嗜酒多年，已产生酒精依赖。眠差，二便调，舌红，苔黄腻，脉细数。

辨证：寒湿浸渍，络脉痹阻，营卫不和。

治法：温经通络，散寒祛湿，调和营卫，通络止痛。

方药：桂枝倍芍药汤加味。

桂枝 15g，炒白药 30g，制附子 30g（先煎 30 分钟），丹参 15g，当归 12g，川芎 10g，熟地黄 12g，炒桃仁 10g，红花 10g，制乳香 6g，制没药 6g，片姜黄 12g，黄芪 60g，土元 30g，地龙 10g，水蛭 10g，葛花 12g，葛根 30g，赤芍 10g，肉桂 5g，炒枳壳 6g，柴胡 10g，怀牛膝 10g，制马钱末 1g（早、晚分冲），全蝎 4 条（研冲），僵蚕 6g（研冲），蜈蚣 2 条（研冲），炙甘草 10g。水煎服。

针灸：行手阳明经络刺、手太阳经络刺。

7 月 28 日：上方服用 30 剂，前臂颜色基本恢复正常，肌力恢复至 3 级，肌张力仍低下，以调益元荣督方合桂枝倍芍药汤善后。

熟地黄 15g，枸杞子 15g，山萸肉 15g，菟丝子 15g，怀牛膝 15g，炒山药 15g，鹿角胶 1 片（烊化），炙龟甲 12g，炙鳖甲 10g，玄驹 12g，太子参 15g，炒白术 15g，桂枝 20g，制白芍 30g，仙灵脾 12g，葛根 20g，柏子仁 15g，土元 10g，水蛭 10g，地龙 15g，丹参 15g，黄精 15g，云苓 15g，生苡米 30g，蜈蚣 2 条（研冲），甘草 10g。每日 1 剂，水煎服。

　　按语：患者大量饮酒后摔倒，左肩部外伤后致局部脉络受损，加之长时间醉睡湿地，血瘀寒湿痹阻络脉，致使左上肢筋骨肉脉失养而瘫痪。此即《素问·痿论》所云："以水为事，若有所留，居处相湿，肌肉濡渍，痹而不仁，发为肉痿。"摔倒损伤，筋弛致肩关节脱位；脉络瘀阻致患肢色暗红。眠差、舌红、脉细数，为酗酒多年耗伤肝肾之阴津所致。方主以桂枝倍芍药汤，调营卫，和气血，温经通络；合入桂枝加附子汤，并重用附子，以其辛热燥烈，走而不守，能通行十二经络，外能逐肌腠之寒湿，内能峻补下焦之元阳，火旺土健，健脾燥湿；黄芪为补药之长，为治痿之要药，药加黄芪，乃黄芪桂枝五物汤之意，《金匮要略》用治血痹；大剂黄芪伍当归，乃当归补血汤之谓；合入四逆散、葛花，可疏肝达郁，解酗酒毒；合入桃仁四物汤、四君子汤、活络效灵丹及诸虫，以成调补气血、活血通络之用。取《灵枢》手太阳经、手阳明经络刺，以通经活络，散寒祛湿。

益元荣督方证案

　　周某，男，3 岁。2012 年 7 月 27 日初诊。

　　患儿母亲患精神分裂症，常年服镇静药。孕期一直服药，足月剖宫产，患儿产后发绀（持续时间不祥），住院数天出院，未行康复治疗。现患儿已 2 岁半，全身瘫痪痿软，头不能抬，手不能抓，足不能立，言语障碍，哭声无力，喂养半流质饮食，牙齿疏松，二便自遗，机体消瘦，舌淡红，苔薄白，指纹淡紫。收入院治疗。

辨证：肾元亏虚，筋骨失濡，髓海失养。

治法：益元荣督，强筋壮骨，填精益髓。

方药：益元荣督方化裁。

熟地黄 6g、炒山药 10g、山萸肉 6g、云苓 10g、制附子 3g、肉桂 3g、炒白术 6g、枸杞子 10g、桑椹 10g、菟丝子 10g、补骨脂 10g、女贞子 12g、旱莲草 12g、鹿角胶半片（烊化）、龟甲胶半片（烊化）、炙鳖甲 5g、玄驹 3g、川断 10g、桑寄生 10g、鸡内金 10g、炒谷芽 10g、炒山楂 10g、神曲 10g、红参 6g、黄芪 12g、炙甘草 6g，水煎服，每日 1 剂，早晚分服。

辅以小儿推拿及足浴。

8 月 27 日：经治一月，食欲好转，一顿可吃两个鸡蛋，坐位能抬起头，并可自主摇头，坐位欠稳，上肢肌力约 2 级，肌张力低，下肢肌力约 1 级，肌张力明显低，引逗会笑，余同前，舌淡红，苔薄白，脉细滑。仍宗原意，处方如下：

熟地黄 10g、炒山药 6g、山萸肉 6g、云苓 10g、炒白术 10g、制附子 3g、肉桂 3g、枸杞 10g、桑椹 10g、菟丝子 10g、女贞子 12g、旱莲草 12g、鹿茸 1g（研冲）、龟甲胶 1 片（烊化）、炙鳖甲 5g、玄驹 4g、桑寄生 10g、鸡内金 10g、炒谷芽 10g、炒山楂 10g、神曲 10g、红参 5g、黄芪 15g、当归 6g、炙何首乌 10g、黄精 6g、毛姜 10g、炒杜仲 6g、怀牛膝 6g、巴戟天 6g、金樱子 10g、炙甘草 6g。水煎服，每日 1 剂，早晚分服。

10 月 20 日：近期患儿饮食、睡眠较前明显好转，体重递增，但仍不达正常体重，上肢肌力约 3 级，肌张力稍低，下肢肌力约 1 级，肌张力明显低下，有便意时可暗示，但不会表达，舌淡红，苔薄白，指纹淡。仍宗原意，守方继服。

12 月 12 日：患儿近期坐位抬头有力，转头自如，但俯卧位抬头无力，坐位稳当，下肢悬空时可屈伸膝关节，双手可抓握糖块，食欲好，体重增至 20 斤，舌淡红，苔白，指纹淡紫。仍宗原方继服。

2013 年 10 月 2 日：患儿双上肢及手活动较前灵活有力，肌力 4 级，肌张力略低，下肢肌力 3 级，肌张力低，坐位可前俯后仰，左右摇摆，伸颈，能自主叫爸爸，声音清晰，理解能力较前提高，能表达意愿"是"或"不是"。舌淡红，苔薄白，脉细。因秋收，带药出院。

处方：熟地黄 10g，炒山药 10g，山萸肉 10g，炒白术10g，枸杞子 10g，桑椹 10g，菟丝子 10g，补骨脂 10g，鹿茸1g（研冲），川断 10g，桑寄生 10g，红参 5g，云苓 10g，黄芪15g，黄精 10g，毛姜 15g，炒杜仲 10g，怀牛膝 10g，仙灵脾10g，牡蛎 30g，当归 10g，炒白芍 10g，女贞子 12g，旱莲草12g，珍珠母 20g，巴戟天 6g，鸡内金 10g，神曲 10g，玄驹6g，甘草 10g，水煎服，每日 1 剂，早晚分服。

按语：本案小儿脑瘫患者，以其伴有智力低下，及视力、听力、语言、行为异常，而与中医"五迟""五软""痴呆""痿证"相伴。盖因胎禀不足，肾元亏虚所致，故治宜益元荣脑，调补任督。方以家传益元荣督方合参芪方加味治之。益元荣督方，由《证治准绳》补肾地黄丸（金匮肾气丸之类方）合柳氏九子填精方加味而成，可培元补肾，填精养血，荣肝补脾，强筋健骨，益智开窍。因病属难愈顽疾，须经年坚持治疗，方见大效。

桂枝加附子汤证案

杨某，男，29 岁，铁路工人。1978 年 10 月 20 日初诊。

长期野外工作。两个月前在南方野外施工，晨起全身不适，双眼睑下垂，影响视力，急去某医学院附属医院就诊，诊为重症肌无力，遂予抗胆碱酯酶类药物和肾上腺皮质激素，治疗月余，病情无改观，且病情加重，故回山东由余诊治。症见面色苍白，神情憔悴，眼肌无力，双上睑下垂，眼裂小似一线，视物需用手撑开眼睑方可。伴腹胀，气短，乏力。舌淡红，白薄苔，脉细。

辨证：久居湿地，寒湿濡渍肌肤。

治法：调和营卫，大补气血，温经通脉，益气祛湿。

方药：桂枝加附子汤加味。

桂枝15g，制白芍30g，制附子60g（先煎60分钟），鸡血藤30g，麻黄10g，当归15g，黄芪30g，红参10g，炒白术15g，鹿角胶10g（烊化），龟甲胶10g（烊化），当归12g，葛根30g，炙甘草10g，生姜10g，大枣10g。水煎服。

服药5剂，诸症悉减，晨起睑裂改观，但至傍晚仍变小如初。予上方，制附子加至90g（先煎90分钟），加巴戟天15g，黄精15g。水煎服。

续服10剂，笑颜来诊，眼睑开裂正常，告云唯傍晚时复感眼肌疲劳，对镜观之，睑裂较晨略小。予上方加仙灵脾10g，寸云15g。带药30剂，返回单位续服。

1个月后复诊，神情愉悦，睑裂正常，身无不适。嘱其避居湿地，患者告云，已调换工作岗位。嘱服黄芪桂枝五物汤以善后。

按语：《素问·痿论》云："有渐于湿，以水为事，若有所留，居处相湿，肌肉濡渍，痹而不仁，发为肉痿。故下经曰：肉痿者，得之湿地也。"本患者之病因即属于此，故温经散寒燥湿，以祛邪为其治法。该篇又云："论言治痿者独取阳明，何也？岐伯曰：阳明者，五脏六腑之海，主润宗筋，宗筋主束骨而利关节也。"阳明为五脏六腑营养之源泉，可濡养宗筋，约束关节，故和营卫，补气血，健脾胃，以助气血生化之源，乃治痿之大法。本案以桂枝加附子汤合桂枝倍芍药汤，以和营卫，补气血，润肌肤，濡关节。重用附子，意在温经散寒祛湿；入葛根、麻黄解肌肤之痹；鸡血藤和血通脉；加黄芪乃寓黄芪桂枝五物汤意；重用黄芪补气以生血，伍当归乃当归补血汤之意；入二胶，乃荣督益任之用。方用黄芪、人参、附子、白术，寓《良方》之参附汤、《魏氏家藏》之芪附汤、《医宗金鉴》之术附汤及验方之参芪膏。诸药合用，"取阳明"，"润宗筋"，则后天之功倍，而"治痿"之功收。

30. 中风偏瘫

大定风珠证案

于某，女，49 岁，教师。2013 年 3 月 4 日初诊。

患者 2013 年 2 月 7 日突觉头晕，头痛，恶心，手麻木，持物脱手，家人拨打 120 急至市中心医院就诊，查血压 160/100mmHg，颅脑 CT 示"右侧丘脑区脑出血并破入脑室"，住院治疗 26 天后好转出院。现意识清，双目略呆滞，无认知障碍，语言可，左侧肢体仍活动不灵、麻木，浅、深感觉减弱，饮水无呛咳，肩部、腰部疼痛，活动后疼痛加重，眠可，二便正常，但不能自理。舌质红，有裂纹，苔薄黄，脉细数。

辨证：肝肾阴虚，肝阳上亢，正气亏虚，脉络瘀阻。

治法：滋阴潜阳，补气养血，通经活络。

方药：大定风珠汤合补阳还五汤化裁。

炙龟甲 12g，生龙骨 30g（先煎），生牡蛎 30g（先煎），元参 15g，炒白芍 18g，生地黄 18g，麦冬 18g，柏子仁 15g，阿胶 10g（烊化），水牛角 15g，枸杞子 15g，女贞子 30g，旱莲草 30g，石决明 20g（先煎），地龙 15g，穿山甲 5g（研冲），龟甲胶 1 片（烊化），鹿角胶 1 片（烊化），天麻 15g，钩藤 15g，槐角 10g，醋大黄 15g，玄驹 12g，葛根 30g，桑寄生 12g，蜈蚣 2 条（研冲），黄芪 60g，生姜 10g，大枣 10g，甘草 10g。水煎服。

2013 年 3 月 19 日，右侧手指仍屈伸不利，下肢可自行屈曲，但屈曲不充分，能左右摇摆。上方醋大黄改为 10g，去阿胶，加仙灵脾 15g，巴戟天 10g，续服。

2013 年 3 月 30 日：患者在家人的保护下可独自行走约 20 米，速度较慢，步态不稳。上肢大关节活动可，手指屈伸不利。中药继服，仍守滋阴潜阳、活瘀息风之法，调方如下：

炙龟甲 12g，生龙骨 15g（先煎），生牡蛎 15g（先煎），炒白芍 18g，生地黄 18g，麦冬 18g，柏子仁 15g，月见子 15g，水牛角 15g，枸杞子 15g，女贞子 30g，旱莲草 30g，丹参 30g，仙灵脾 15g，地龙 15g，龟甲胶 1 片（烊化），鹿角胶 1 片（烊化），天麻 15g，黄精 15g，百合 15g，桑寄生 12g，僵蚕 6g（研冲），蜈蚣 2 条（研冲），大全蝎 6 条（研冲），黄芪 90g，白参 10g，大枣 10g，甘草 10g，生姜 10g。水煎服。

2013 年 4 月 30 日：患者现左侧肢体活动可，能独立行走，生活能自理，语言清晰，眼神灵活，纳好，眠好，二便调，舌淡红，苔薄白，脉略沉。予下方以巩固疗效。

炙龟甲 12g，生牡蛎 15g（先煎），炒白芍 15g，生地黄 15g，麦冬 15g，柏子仁 15g，月见子 15g，枸杞子 15g，女贞子 15g，旱莲草 15g，丹参 30g，土元 15g，地龙 15g，龟甲胶 1 片（烊化），鹿角胶 1 片（烊化），天麻 15g，槐米 10g，黄精 15g，百合 15g，桑寄生 12g，蜈蚣 2 条（冲），大全蝎 6 条（冲），黄芪 90g，白参 10g，大枣 10g，甘草 10g，生姜 10g。水煎服。

按语：大定风珠出自《温病条辨》，原为温病后期，重伤阴液而设方。大定风珠由《伤寒论》之炙甘草汤加减衍化而成，今用治此案病人，取其滋阴复脉，平肝息风，任为主方。病名"中风痱"，痱者，废也，故合入补阳还五汤，取其补气养血，通络祛瘀，以冀中风偏枯可愈。虫类诸药，活血通络化痰。故诸药合用，则肝肾得滋，阳亢得潜，肝风得息，脉络得通，而收效于预期。

31. 面瘫

柴胡牵正汤证案

孙某，女，58岁，工人。2012年10月26日初诊。

患者5天前感冒，3天前出现左侧口角歪斜，右侧面部发紧，活动不灵，喝水时水从右侧口角流出，患侧前额无皱纹，眼裂扩大，鼻唇沟变浅，口角下垂，笑时明显。右侧不能皱额、闭眼、鼓腮。舌红白苔，脉沉弦。

辨证：外感风寒，枢机不利，寒凝筋脉。

治法：调达枢机，温经通络。

方药：柴胡牵正汤加味。

柴胡30g，黄芩30g，红参10g，姜半夏10g，荆芥30g，白附子10g，僵蚕10g，大全蝎10条（研冲），蜈蚣5条（研冲），炙甘草10g，生姜10g，大枣10g。水、黄酒各半煎服。

2012年10月31日：药后口眼歪斜若失，再合入桂枝汤，以和营卫，实肌腠。

柴胡30g，黄芩30g，红参10g，姜半夏10g，荆芥30g，白附子10g，防风20g，川芎15g，当归15g，桂枝12g，炒白芍15g，蜈蚣5条（研冲），全蝎6条（研冲），僵蚕10g，炙甘草10g，生姜10g，大枣10g。水、黄酒各半煎服。

2012年11月6日：药后病人欣然相告，病已痊愈。观之五官正，口角、额纹无异常。嘱灸合谷、足三里，以善其后。

按语：面瘫，俗称"吊线风""歪嘴风"，《灵枢》称"口歪""卒口僻"，《金匮要略》称"口眼歪斜"。《灵枢·经筋》云："卒口僻，急者目不合，热则筋纵，目不开，颊筋有寒，则急引颊移口，有热则筋弛纵，缓不收，故僻。"本患者因外感风寒，风中阳明经筋，而发面瘫。柴胡牵正汤，乃余业师牟永昌公之家传方，方由小柴胡汤合牵正散而成。邪犯经筋，郁于半表半里，故以小柴胡汤合桂枝汤，通达枢机，调和营卫，鼓邪外出；牵正散长于祛头面之风，通经络，止痉挛。

柴胡为伞形科植物柴胡或狭叶柴胡的干燥根，分别习称北柴胡（黑柴胡、硬柴胡）及南柴胡（红柴胡、细柴胡、软柴胡）。南柴胡，虽冠名"南"字，其实南北皆产。华北称软柴胡，东北称香柴胡，江苏称红柴胡，山东称麦苗柴胡。现代研究表明：柴胡中所含的柴胡皂苷有镇静、镇痛、镇咳、解热、抗炎、降胆固醇、降血压活性，还能促进肝细胞核的核糖核酸及蛋白合成。软柴胡中之植物甾醇有升压作用，所含皂苷对肾小管有损害作用。故软柴胡用量过大，可致血压升高、恶心呕吐、水肿、少尿甚至无尿。此即"医者竟不知药，则药之是非真伪全然不问，医者与药不相谋，而药之误多矣"。故余从不用南柴胡，即使用北柴胡，若剂量大，或久用，多伍云苓、车前子，以防柴胡致肾毒害。另柴胡有使毛细血管扩张及发汗作用，若剂量过大，可使毛细血管破裂出血，或汗多亡阳虚脱，故临证又常与白及同用。小剂量6~12g，中剂量12~20g，大剂量30g以上。

滋肾牵正方证案

单某，女，72岁。2013年5月19日初诊。

左眼转动无力1个月。二十多年前有面瘫史，经余诊治而愈。患者自上月出现左眼外斜、上转、下转、内转均明显受限，外转到位，双眼睑轻度下垂，出现复视，双眼晶状体不均匀浑浊，自觉双眼干涩，于莱阳市中心医院、烟台毓璜顶医院就诊，诊断为左眼动眼神经不全麻痹。舌红苔黄，舌下静脉粗长，脉沉细。

辨证：肝肾亏虚，枢机不利，筋脉瘀滞。

治法：调达枢机，濡养肝肾，养血通脉。

方药：滋肾牵正方化裁。

柴胡20g，黄芩15g，红参10g，姜半夏10g，白附子10g，僵蚕6g，全蝎6条（研冲），蜈蚣1条（研冲），生地黄20g，百合10g，谷精草6g，炒决明子10g，密蒙花6g，白术10g，当归10g，五味子10g，枸杞子15g，女贞子15g，旱莲草15g，夏枯草10g，酒制香附10g，甘草6g。每日1剂，水煎服。

2013年5月24日：服药5剂，药后症状明显减轻。加桂枝汤调和营卫。

柴胡20g，黄芩15g，红参10g，姜半夏10g，白附子10g，僵蚕6g，全蝎6条（研冲），蜈蚣1条（研冲），生地黄20g，百合10g，谷精草6g，炒决明子10g，密蒙花6g，白术10g，枸杞子15g，女贞子15g，旱莲草15g，夏枯草10g，酒制香附10g，炒决明子10g，桂枝12g，炒白芍15g，炙甘草10g，生姜10g，大枣10g。每日1剂，水煎服。

2013年5月29日：药后诸症若失，眼球活动灵活，眼睑开闭自如。守方服药巩固疗效。3月后追访，未复发。

按语：面瘫，俗称"吊线风"。有因面神经炎而致者，属外风所致；有因内风所致，多见于中风后遗症者。本案为"动眼神经不全麻痹"所致，亦属内风范畴。滋肾牵正方由滋肾生肝饮合柴胡牵正汤组成，滋肾生肝饮乃养肝肾、疏肝气之良剂，柴胡牵正汤由小柴胡汤合牵正散组成。因目为枢之窍，枢机不利，则目之开合失司，故主以小柴胡汤调达枢机，透理三焦；因"动眼神经不全麻痹"，故以牵正散通经活络。

32. *瘿瘤*

小柴胡加龙骨牡蛎汤证案

吕某，男，47岁。2011年3月28日初诊。

2天前感冒后发现颈前有肿块，略有胀闷感，无疼痛感。查颈前正中舌骨稍下方有囊性肿块，随舌之伸缩而包块上下移动。近因外感，局部红肿。中心医院彩超检查示：于颌下甲状腺上方探及范围约27.0mm×15.3mm低至无回声区，后方回声增强，边界清。CDFI诊为"甲状腺舌骨囊肿"，予以头孢菌素，病情无好转。舌暗红，苔薄黄，脉弦。

辨证：热壅气结，痰湿交阻。

治法：调达枢机，清热化痰，活瘀散结。

方药：小柴胡加龙骨牡蛎汤合藻药散化裁。

柴胡30g，黄芩15g，夏枯草15g，酒炙香附15g，生大黄15g，云苓15g，毛慈菇10g，黄药子6g，浙贝10g，生牡蛎15g（先煎），海藻30g，昆布30g，三棱10g，莪术10g，元参15g，山豆根10g，白花蛇舌草30g，半枝莲15g，半边莲15g，炒栀子10g，槐耳10g，八月札15g，九节茶15g，桂枝15g，大枣10g，生姜10g。水煎服。

2011年4月19日：药后诸症减轻，甲状腺彩超检查示：甲状腺舌骨囊肿18.6mm×15mm。舌淡红，苔薄白，脉弦。仍宗原意，原方合入桃红四物汤继服。

柴胡 30g，黄芩 15g，夏枯草 15g，酒炙香附 15g，生大黄 15g，云苓 15g，毛慈菇 10g，黄药子 6g，浙贝 10g，生牡蛎 15g（先煎），海藻 30g，三棱 10g，莪术 10g，元参 15g，山豆根 10g，白花蛇舌草 30g，槐耳 10g，八月札 15g，九节茶 15g，桂枝 15g，炙鳖甲 12g，穿山甲 3g（研冲），当归 15g，川芎 15g，赤芍 15g，炒桃仁 10g，红花 10g，大枣 10g，生姜 10g。水煎服。

2011 年 5 月 28 日：颈前肿块不显，无胀闷、疼痛感。原方继服。

2011 年 7 月 25 日复查，颈前未触及明显包块。

按语：甲状腺舌骨囊肿，属中医瘿瘤范畴。此案因外感而致囊肿并发急性炎症，故治宜调达枢机，清热化痰，活瘀散结。主以小柴胡加龙牡汤以调枢机，司气化；辅以藻药散（海藻、黄药子），补肝散（夏枯草、香附），及炮山甲、鳖甲、山慈菇、浙贝，以软坚散结，桃红四物汤活血通脉，山豆根、白花蛇舌草、九节茶、槐耳等清热解毒，则肿消囊散。

33. 瘰疬

阳和汤证案

万某，男，30 岁，工人。1976 年 7 月 18 日初诊。

左侧颈部淋巴结肿大，七枚贯珠而列，大若杏核，小如黄豆，皮色不变，无全身症状，经病理切片确诊为颈淋巴结结核。舌质暗红，少苔，脉弦细。

辨证：血虚寒凝，痰气郁滞。

治法：益血解凝，化痰散结。

方药：阳和汤加味。

熟地30g，鹿角霜30g，炮姜1.5g，炮山甲10g，肉桂3g，白芥子6g（炒，打），麻黄1.5g，浙贝9g，木灵芝30g，黄芪30g，夏枯草15g，制香附10g，甘草6g。水煎服。

外敷泽漆膏（单味泽漆制膏）。

迭进45剂，佐服六神丸，瘰疬消退，病臻痊愈，追访未复发。

按语：颈淋巴结结核，中医学因其形态"累累如串珠状"，故名"瘰疬"，溃破后，俗名"鼠疮"。此病若因血虚寒凝痰滞络脉而致者，则可予阳和汤治之。方中重用熟地益肾填精，大补阴血，任为主药。鹿角胶乃血肉有情之品，"禀纯阳之质，含生发之机"，生精补髓，养血助阳，而益血通脉；肉桂温阳散寒而通滞，均为辅药。麻黄、姜炭、白芥子协助肉桂散寒导滞而化痰结；熟地、鹿角胶虽滋腻，然得姜、桂、麻黄、白芥子诸辛味药之宣通，则通而不散，补而不滞，寓攻于补，相辅相成。诸药配伍，共奏温阳散寒之功，而成养血通脉之剂。辅以芪芝方（黄芪、木灵芝），具益气抗痨之功；浙贝、补肝散（夏枯草、香附），具软坚散结之力。于是气血得补，寒凝得解，痰核得消，瘰疬得除。

泽漆，俗名猫眼草，我国大部分地区均有。或鲜用，或干用，以水煎液浓缩成膏外用。此方源自民间，为治淋巴结结核之效方，以其化痰开结，为瘰疬所必用。

鳖甲煎丸证案

胡某，男，60岁。2011年5月11日初诊。

患者因发现颈部淋巴结肿大两月余，在某医学院附属医院诊断为左肺低分化腺癌广泛淋巴结转移，遂在该院行化疗，化疗后患者全身乏力，口淡无味，晚间口干，纳食不佳，睡眠差，入睡困难，巩膜黄染，舌暗，白苔，舌下静脉迂曲粗大，脉细微数。

辨证：枢机不利，气化失司，痰瘀郁结。

治法：通达枢机，调和营卫，化气通脉，豁痰散结。

方药：鳖甲煎丸易汤加味。

炙鳖甲 15g，炮山甲 6g，柴胡 15g，黄芩 10g，红参 12g，姜半夏 10g，桂枝 15g，制白芍 12g，酒大黄 6g，黄芪 30g，穿破石 30g，黄精 15g，厚朴 10g，葶苈子 12g，射干 10g，凌霄花 10g，当归 15g，白薇 15g，白英 15g，地龙 12g，鼠妇 10g，石韦 12g，瞿麦 12g，赤灵芝 12g，槐耳 12g，白花蛇舌草 15g，半枝莲 15g，半边莲 15g，九节茶 10g，八月札 10g，海藻 15g，生姜 10g，大枣 10g。水煎服，每日 1 剂，早晚分服。

同时，予以紫龙膏外敷颈部淋巴结肿大处。

处方：紫草 10g，枯矾 10g，樟脑 10g，儿茶 10g，血竭 10g，炒苍术 10g，黄柏 10g，芦荟 10g。

制用法：紫草用香油炸枯，备用。后七味共为细末，每次 10g，研入六神丸 10 粒，以紫草油调敷患处。

患者上方加减服用汤剂三个月，辅以紫龙膏外用，颈部淋巴结消退，全身无不适症状。

按语：鳖甲煎丸具扶正祛邪、软坚消痰、理气活血之功，故多用于肿瘤、痰核及肝脾肿大者。《金匮要略方论注》云："药用鳖甲煎者，鳖甲入肝，除邪养正，合煅灶灰所浸酒去痕，效以为君。小柴胡汤、桂枝汤、大承气汤为三阳主药，故以为臣。但甘草嫌其柔缓而减药力，枳实破气而直下，故去之。外加干姜、阿胶，助人参、白芍养正为佐。痕必假血依痰，故以四虫、桃仁合半夏消血化痰。凡积必由气结，气利而积消，故以乌扇、葶苈子利肺气。合石韦、瞿麦消气热而化气散结。血因邪聚而热，故以牡丹、紫葳而去其血中伏火、膈中实热，为使。"外加白花蛇舌草诸药，以增其清热解毒之功。外用紫龙膏，以收化痰散结之效。

柴胡连翘汤证案

刘某，男，12 岁。1991 年 10 月 12 日就诊。

患者于 7 岁时，其家长偶然发现右侧颈部淋巴结肿大成串，疑诊为"颈淋巴结结核"，予链霉素、异烟肼等抗痨治疗，1 个月后消退，1 年后又出现类似情况，再次治疗，病情减轻，但未痊愈。数月后又发现头后及顶部有数个肿大之淋巴结，按之痛不著，再次治疗，数月后，病情减轻，但可扪及硬结。其家长携儿前来就诊，精神尚可，面色稍黄少华，舌红，苔黄薄，脉细数。

合《证治准绳》《东医宝鉴》两柴胡连翘汤化裁治之。

柴胡 15g，连翘 12g，知母 12g，黄芩 12g，黄柏 12g，当归 15g，肉桂 6g，牛蒡子 10g，瞿麦 15g，桔梗 12g，瓜蒌仁 12g，白芍 12g，甘草 6g。水煎服，1 剂分 2 次服。

以六神丸水调外敷患处。

服药 6 剂后，硬结减少，但乃较硬，上方加炮甲 6g（研冲），黄芪 12g，赤灵芝 6g，白薇 10g，再进 12 剂，肿大之淋巴结消失，随访 2 年，未再复发。

按语："瘰疬"病名出自《灵枢·寒热》；"马刀"病名出自《灵枢·痈疽》，为瘰疬成串而形长者。此病多因肺肾阴亏，肝气郁结，虚火内灼，灼津为痰，或风火热毒蕴结。

《证治准绳》之柴胡连翘汤，由柴胡、黄芩、黄柏、连翘、生地、知母、当归、牛蒡子、肉桂、瞿麦、甘草组成，具散郁消结、清热解毒之功，主治热毒、马刀、瘰疬、妇人血滞经闭之证。《东医宝鉴》之柴胡连翘汤，由小柴胡汤合黄连解毒汤加减而成，药用柴胡、黄芩、黄柏、黄连、连翘、栀子、

桔梗、瓜蒌仁、白芍、甘草。二方合用可达郁消结，清热解
毒。复诊时加炮山甲，因其咸能软坚，性善走窜，可透达经
络，直达病所，可消肿散结，为治瘰疬及痈肿之用药；黄芪、
赤灵芝，乃健脾益气、扶正祛邪之味。外敷六神丸（麝香、
牛黄、珍珠、冰片、蟾酥、雄黄），清热解毒，而收卓功。

34. 水肿

吕某，女，37岁。1975年4月12日就诊。

发热（体温 39.6℃）恶寒，头痛项强，无汗，心烦，全
身酸痛，腰痛如折，纳呆，食入即吐，口干且苦，渴不欲饮，
小便不畅，大便两日未行，头面及下肢轻度浮肿，精神疲惫，
舌质淡红，苔微黄而厚，脉浮滑而数。尿常规检查：蛋白
（＋＋），白细胞、红细胞、上皮细胞均少许。血常规检查：
正常。血生化检查：尿素氮 23mmol/L，二氧化碳结合
力 75Vol%。

辨证：太阳失治，邪入少阳，枢机不利，三焦阻滞，水道
不通，证属关格。

治法：和解少阳，疏利三焦，调和营卫。

方药：柴胡桂枝汤加味。

柴胡 12g，黄芩 10g，大黄 10g，桂枝 12g，白芍 12g，栀
子 10g，杏仁 10g，桑白皮 30g，姜半夏 6g，赤小豆 30g，白茅
根 30g，蝉衣 6g，生姜 10g，大枣 10g。6 剂，水煎去渣再煎，
温服。

1周后复诊，药后尿量增，大便通，尿检有微量蛋白。上
方加茯苓 10g，猪苓 10g，射干 10g，续服。

1个月后复查，尿常规、血生化检查均正常。

按语：急性肾小球肾炎，简称急性肾炎，为内、儿科多发病，起病急，病程短，以血尿、蛋白尿、高血压、水肿为临床特点，且每发于感染后。本案即因感冒而发。邪犯肌表，肺失宣降，风水相搏，溢于肌表，故见头面浮肿。肺失肃降，三焦壅滞，脾失健运，水道不通，水液代谢失序，而见下肢浮肿。口干口苦，乃少阳枢机不利，胆火被郁而致；渴不欲饮，乃脾运失司所致。故予柴胡桂枝汤治之。以小柴胡汤透理三焦，俾水道通调；桂枝汤调和营卫，安和五脏；佐以桑皮、白茅根以清利湿热，通调水道；杏仁、蝉衣宣发肺气，以开玄府。诸药合用，故收效于预期。

鳖甲煎丸证案

张某，男，63 岁。2012 年 5 月 20 日初诊。

胸闷、气短、头晕伴食欲不振、下肢浮肿半月余。

患者自 2006 年劳累后出现头晕，并伴有头痛、恶心、呕吐、意识不清等症状，休息后头晕则缓解，患者及家属未予重视，亦未进一步检查与治疗。此后间断出现头晕。2008 年 10 月份，患者干农活时突然出现头晕，呈持续性，并伴有胸闷、气短、恶心，无呕吐，随即昏倒，休息后自行清醒，后就诊于某医院，测血压为 250/90mmHg，行相关检验及检查，诊断为双侧肾上腺增生、高血压病，予以口服降压药物治疗，但效果不佳。2010 年 8 月自觉头晕症状加重，就诊于某医学院附属医院，查肌酐 231μmol/L，尿素氮 22.6mmol/L，并行相关检查，诊断为高血压病、左肾萎缩、左肾动脉狭窄、CKD Ⅲ 期，给予拜新同、哌唑嗪等药物治疗，血压控制一般。2012 年 1 月开始头晕症状较前明显加重，胸闷、气短、心慌症状也较前加重，查肌酐 269.2μmol/L，尿素氮 20.7mmol/L，给予左旋氨氯地平、氯沙坦等药物治疗，效果不佳。此后上述症状呈进行性加重，近半月患者感胸闷、气短、头晕、食欲不振较前明显加重，于今日来诊，以"慢性肾功能不全、高血压病"收入院。

辨证：肾元不足，枢机不利，气化失司，湿浊内郁，肾络瘀阻。

治法：调达气机，益气活血，化气泄浊，利水消肿。

方药：鳖甲煎丸合五苓散化裁。

炙鳖甲 12g，柴胡 12g，黄芩 10g，红参 10g，桂枝 12g，赤芍 12g，酒大黄 10g，厚朴 10g，葶苈子 10g，石韦 10g，瞿麦 15g，射干 10g，凌霄花 10g，三七 10g，土元 12g，鼠妇 10g，当归 15g，补骨脂 10g，云苓 20g，猪苓 15g，炒泽泻 30g，炒白术 15g，车前子 30g（包），黄芪 30g，炒桃仁 12g，丹参 15g，丹皮 10g，水牛角 10g，生姜 10g，大枣 10g。水煎服。

同时，予以大黄 50g，芒硝 30g，牡蛎 30g，五倍子 15g，炒栀子 30g，当归 50g，川芎 30g，车前子 30g，共为细末，敷神阙穴，每日 1 次。

上方加减服药 42 剂后，诸症消失，查肌酐、尿素氮等指标属正常范围。续服 14 剂出院。嘱每日服金匮肾气丸、桂枝茯苓胶囊善后。

按语：鳖甲煎丸，方出于《金贵要略·疟病脉证并治》，原为癥瘕、疟母证而设方。鳖甲煎丸具扶正祛邪、软坚消痰、理气活血之功，其应用极为广泛，除用治疟母外，还可用于多种原因引起的肝脾肿大、子宫肌瘤、卵巢囊肿及胸腹腔其他肿瘤。本案以鳖甲煎丸合五苓散易汤治疗肾病水肿，取其调达枢机，益气活血，祛湿化浊，利水消肿之功。此案病久致"肾上腺增生""左肾萎缩""左肾动脉狭窄"，亦有形之"癥瘕"也。此即《怡堂散论》所云："医者，意也。临证要有会意，制方要有法，法从理生，意随时变，用古而不泥古，是真能用古也。"以鳖甲煎丸易汤，寒热并用，攻补兼施，行气化瘀，除癥消积，可调整气机，增强抗病能力；辅以五苓散，以增其利水渗湿、温阳化气之功。此案其治虽云"诸症消失"，水肿消退，肌酐、尿素氮正常，然其肾上腺增生、肾萎缩等器质性疾病仍在，故予金匮肾气丸、桂枝茯苓胶囊，以善其后。

柴苓汤证案

案例1

赵某，男，18岁，学生。1990年3月初诊。

发热恶寒3天，伴面睑浮肿1天。

3天前，始感发热，微恶寒，咽部不适，自服"感冒胶囊"无效。于昨晨起发现面睑浮肿较重，且小便如浓茶色，因自疑为"肾炎"而速来诊。面睑浮肿，舌苔白，脉数。尿常规检查：红细胞（＋＋＋），颗粒管型少量，蛋白（＋＋）。

诊断：急性肾小球肾炎。

辨证：枢机不利，气化失司，水邪溢于肌肤。

治法：枢转气机，通调二焦，利水渗湿。

方药：柴苓汤加减。

柴胡18g，黄芩18g，红参3g，半夏6g，茯苓15g，猪苓15g，白术12g，泽泻12g，肉桂3g，黄芪12g，茅根30g，益母草30g，双花30g，连翘12g，赤小豆30g，麻黄10g，生姜10g，大枣10g。

水煎去渣再煎，温服，日1剂，分2次服。

服上药6剂后风水证消失，小便常规检查正常。为巩固疗效，上方继服5剂。复诊小便常规仍正常。嘱每日用白茅根30g，益母草15g，煎汤代茶饮。随访至今未复发。

按语：30年前，余侍诊于家父吉忱公侧，见公用柴苓汤治疗急性肾小球肾炎，弗明不解，遂请释迷，公曰："柴苓汤，方详见于《沈氏尊生书》，原为阳明疟而设方。今用此方，当熟谙《内》《难》，晓然肾主水液、少阳属肾及三焦气化之说。今用柴苓汤，取其和解少阳，化气行水，健脾渗湿之功效。验诸临证，凡急慢性肾小球肾炎、肾病综合征而见小柴胡汤证、五苓散证者，均可化裁用之。尤其对'柴胡证，但见一证便是，不必悉具'，尔当博览群言，沉思力索，以造诣于精微之域，自有深造逢源之妙。"余晓然于心，而有"柴苓汤在肾病中应用"之立题。

因本案患者发热，微恶寒，咽部不适，小便如浓茶色，示其外有表邪，内有里热，故合入麻黄连翘赤小豆汤，予以表里双解之法。

案例2

吕某，女，22岁，学生。2012年6月20日初诊。

患者自2010年始，出现面部及双下肢水肿，诊断为"肾病综合征"，曾去省城医院多次住院治疗。2011年3月4日，在某医学院附院检查：血清白蛋白20.33g/L，甘油三酯3.39mmol/L，总胆固醇11.46mmol/L。尿常规检查：隐血（＋），尿蛋白（＋＋）。2011年4月23日在济南军区总医院行肾穿刺取活检，病理结果：膜性肾病（2期）。2012年莱阳中心医院尿常规检查：尿蛋白（＋＋），白细胞（＋），酮体（＋）。仍服用激素、潘生丁等药。

患者眼睑及四肢浮肿，脘腹胀满，腰以下肿甚，满月脸，水牛背，食少便溏，小便短少，面色萎黄，神疲肢冷，舌淡，苔白滑，脉沉缓。

辨证：枢机不利，脾肾阳虚，三焦气化失司。

治法：枢转气机，通调三焦，利水渗湿。

方药：柴苓汤加减。

柴胡 20g，黄芩 12g，红参 10g，姜半夏 10g，茯苓 15g，猪苓 10g，泽泻 15g，炒白术 15g，桂枝 12g，赤灵芝 12g，黄芪 30g，僵蚕 12g，炙甘草 10g，生姜 3 片，大枣 4 枚。水煎，去渣再煎，温服。

服药 10 剂，诸症减轻，浮肿消失。遂嘱上方于晨卯时服用，而午、晚予以济生肾气丸合五苓散、当归芍药散易汤化裁服之。

2013 年 1 月 20 日来诊，经中药治疗半年，诸症悉除，莱阳中心医院、莱阳复健医院理化检查均正常。予以柴苓汤每日晨卯时服用，以善其后。

按语：柴苓汤由小柴胡汤合五苓散组成。关于小柴胡汤，《血证论》云："乃达表和里，升清降浊之活剂。人身之表，腠理实为营卫之枢机；人身之里，三焦实为脏腑之总管，惟少阳内主三焦，外主腠理。"五苓散乃利水渗湿、化气通脉之要剂。故柴苓汤可枢转气机，通调三焦，化气通脉，利水消肿。以济生肾气丸合五苓散、当归芍药散易汤服之，可益元化气通脉。

麻黄连轺赤小豆汤证案

周某，男，68 岁。1974 年 4 月 23 日初诊。

患者曾于 1973 年 8 月 3 日在内科诊为慢性肾炎，于 1974 年 1 月 19 日住院治疗，好转后于 3 月 4 日出院。近日患者身热头痛，面目及四肢浮肿，恶风寒。尿常规检查：蛋白（＋＋＋），颗粒管型（＋）。诊为慢性肾炎急性发作。舌红无苔，下肢按之陷而不起，脉浮数。

辨证：脾虚失运，风邪犯肺。

治法：宣肺解表，健脾利湿。

方药：麻黄连轺赤小豆汤加减。

麻黄 6g，连翘 12g，赤小豆 30g，桑白皮 15g，杏仁 10g，石韦 10g，益母草 12g，山药 12g，茯苓 12g，白茅根 30g，甘草 6g，大枣 3 枚，生姜 3 片。水煎服。

1974 年 5 月 1 日复诊：服用 6 剂，药后诸症消失，脉浮，舌红无苔，尿常规化验正常，继服 6 剂，予金匮肾气丸以善其后。

按语：麻黄连轺赤小豆汤，方出张仲景《伤寒论》，乃为"伤寒瘀热在里，身必发黄"证而设，可外解表邪，内清湿热，为表里双解之剂。今用治风水、皮水，以麻黄、杏仁宣肺利水，俾腠理之邪，随汗而解；取连翘、赤小豆、桑白皮，肃肺清热利湿，以冀湿热随小便而去；生姜、大枣、甘草，辛甘、酸甘相合，健脾和中，调和营卫，以助三焦气化。

35. 气肿

桂枝去桂加茯苓白术汤证案

于某，女，53 岁。1991 年 3 月 19 日初诊。

自两年前闭经后，遂发脸面、四肢浮肿，按之皮厚，随按随起，伴眩晕耳鸣，腰膝酸软且痛，神疲体倦。舌淡胖嫩，苔白腻，脉沉细。

辨证：脾肾气虚，气化失司，水湿内停。

治法：化气通脉，利湿消肿。

方药：桂枝去桂加茯苓白术汤化裁。

赤芍 15g，生甘草 3g，茯苓 30g，白术 15g，泽泻 10g，车前子 10g（包），生姜 10g，大枣 10g。水煎服。

服 5 剂后，浮肿消，眩晕耳鸣息。予以上方加当归 12g，川芎 10g，乃《金匮要略》当归芍药散意，养血通脉，续服 5 剂，诸症悉除。

按语：气肿，又称虚肿、浮肿，是指头面、四肢、腰背、胸腹肿胀，按之皮厚，随按随起的一类病证，多因气郁水阻，或气湿交滞所致。本案病人，因天癸竭，肾元亏虚，肾失温化，火衰土弱，气化失司，水湿内停，阻滞气机而致。《伤寒论》之桂枝去桂加茯苓白术汤，妙在茯苓与芍药同用，一在利水，一在养阴，刚柔相制；白术甘苦性温，《本草求真》谓其"既能燥湿实脾，复能缓脾生津"，故为补脾燥湿之要药；白术伍茯苓，健脾利水；大枣、生姜具和营卫之效。诸药合用，则脾肾得健，气化有司，而气肿可除。方加泽泻益肾利水，与白术相伍，乃泽泻汤，则病人"苦冒眩"之症得解；方加当归、川芎，伍原方中之茯苓、白术、泽泻，乃《金匮要略》当归芍药散之意，则腰膝酸软且痛可除。

猪苓汤证案

吴某，女，47 岁。1989 年 9 月 23 日初诊。

面睑浮肿，面圆颈粗，胸背肥厚，腹大皮厚如鼓，四肢浮肿，按之皮厚，随按随起，身重体倦，自汗出，时有心烦不得眠。舌淡，苔白腻，脉弦细。

辨证：脾肺气虚，气阻湿滞。

治法：补益脾肺，渗湿消肿。

方药：猪苓汤合五皮饮加减。

处方：猪苓 15g，茯苓 15g，泽泻 15g，阿胶 10g（烊化），滑石 15g，桑白皮 15g，生姜皮 10g，陈皮 10g，茯苓皮 15g，大腹皮 10g。水煎服。

服药 5 剂，浮肿大减。续服 5 剂，欣然相告，诸症若失，肿消体健，舌淡红，苔薄白，脉有力，以猪苓汤原方加薏苡仁

15g，赤小豆15g续服，以善其后。

按语：猪苓汤与黄连阿胶汤，均出自《伤寒论》，而有心烦不得眠症。黄连阿胶汤为邪热与阴虚并重，不兼水气，故以清热育阴为法；而猪苓汤则以水气为主。该病人年届七七，天癸衰，肝肾不足，水火失济，心肾不交而心烦不得眠；因肾元亏虚，肾阳不足，制水无序，故水邪留滞肌肤而见浮肿。方中二苓、泽泻升清降浊，浮肿得消；滑石清热，阿胶润燥，则水火既济，而心肾交泰，心神得宁。五皮饮，方出《三因极一病证方论》，为《中藏经》"五皮散"之异名。此案伍五皮饮，以解皮肌之水邪。

36. 淋证

桂枝茯苓丸证案

王某，男，62岁。1985年12月2日初诊。

1天前劳动时突感右侧腰部疼痛难忍，服止痛药无效，次日来我院外科就诊，X线拍片诊为双肾下极结石，大小均为0.2cm×0.3cm，因求保守治疗，故转本科。患者精神不振，面色晦暗，形体瘦弱，活动自如，右侧腰部稍有不适感，伴有血尿，问其病史，平素即有头晕耳鸣、腰膝酸软无力、小便滴沥不尽等症。舌暗淡，边尖有瘀斑，苔白腻，脉沉。

辨证：肾气不足，气化失司，尿浊沉积，成石阻络。

治法：通阳化气，消瘀除石。

方药：桂枝茯苓丸易汤加味。

桂枝15g，茯苓15g，丹皮15g，赤芍15g，桃仁15g，海金沙15g，金钱草30g，川牛膝12g，王不留行12g，路路通

12g，甘草 10g。水煎服。

服上方 15 剂，诸症悉除，排出高粱米粒大之三粒沙样结石。

按语：桂枝茯苓丸一方，多被理解为活血化瘀及化瘀除癥之剂，根据其组成，本方除具有化瘀作用外，尚有通阳化气、扶正固本之效，且后者为其主要功效。方中桂枝通阳化气，茯苓益脾渗湿，扶正固本；丹皮、桃仁、赤芍活血化瘀，通脉导滞。诸药合用，使阳气通畅而瘀块得行，瘀去又不伤正，故为治疗气化无力而致瘀积之良方。案中加海金沙、金钱草取其化石通淋之用；牛膝、王不留行、路路通取疏肝气、通冲脉之效，俾气机通畅，则气化有司。

石淋一证，多为湿热蕴结，煎熬所致，临床医者多投清利湿热之剂，但湿热从何而来，则少有人追询。盖因肾气不足，气化无力，尿浊郁积，日久化热，是形成石淋的主要原因。因结石瘀滞肾府，故肾络不通而腰痛，结石伤及肾络而尿血，因肾府被瘀，肾气愈伤，气化愈不及，水之下源不通，积于肾尚可致肾积水。故临证千变万化，但皆因气化不利而致，故应用桂枝茯苓丸效果显著。

《局方》石韦散证

王某，男，26 岁。1975 年 6 月 3 日初诊。

腰痛，胫软，乏力，神疲，小腹痛，小便淋沥涩痛，时有血尿。舌淡，苔薄白，脉沉。尿常规检查：红细胞（＋＋），白细胞（＋）。临床按泌尿系结石治疗，予以八正散加金钱草、白茅根等化石通淋之剂。

6 月 10 日：仍腰痛，小腹痛，有血尿。实验室检查：红细胞（＋＋），白细胞（＋）。腹部 X 线平片：右腹部平第三腰椎下沿，距第三腰椎约 4cm 处有直径约 0.8cm 大结石阴影，左腹部平第二腰椎横突，距横突约 3cm 处有直径约 1cm 大之结石阴影。诊断为肾结石（双）。仍予八正散加味治之。

4月11日：因余在外地巡回医疗，患者另延医治疗，亦予八正散加味治疗，仍腰痛、小便涩痛。患者知余返院，复诊之。见患者面色苍黑，舌暗红，苔薄白，脉沉。

辨证：结石久停，气滞血瘀。

治法：活血散瘀，化石通淋。

方药：《局方》石韦散加味。

石韦 15g，白芍 15g，白术 12g，丹皮 10g，滑石 30g，冬葵子 10g，瞿麦 15g，木通 10g，当归 10g，王不留行 10g，牛膝 15g，三棱 6g，文术 6g，生蒲黄 6g，甘草 6g。水煎服。

5月9日：续进 15 剂，病情稳定，上方加乌梅 10g，核桃仁（带内皮）6 个，补骨脂 12g。

6月9日：续进 18 剂，唯有腰酸，乏力，纳呆。舌暗红，有印痕，苔薄白，脉沉细。因久服苦寒清热之药，戕伐脾肾之阳，气化不利，故予温肾健脾、溶解结石之法，以地黄当归汤合三金散加减。

熟地 30g，肉苁蓉 15g，白茯苓 15g，白术 12g，当归 12g，桂枝 6g，金钱草 30g，内金 10g，白芍 6g，焦三仙各 10g，炙甘草 6g。水煎服。

6月15日：上方服 4 剂后，腰痛、乏力遂除，小便混浊，无涩痛。X 线腹部平片：双肾、输尿管、膀胱区无阳性结石影。因患者恐结石复生，予以金匮肾气丸，并嘱以白茅根、石韦煎汤代茶饮。

按语：此案初用八正散化裁治之而无效，复诊细辨其证，乃结石久停之证，故选用活血散瘀、化石通淋之《局方》石韦散治之。因八正散、石韦散苦寒之药居多，戕伐脾肾之阳，于化气通脉有碍，故更以温肾健脾之《圣济总录》地黄当归汤（地黄、当归、白术）合三金散而收功。

八正散证案

方某，男，26 岁，社员。1976 年 7 月 31 日初诊。

小便淋漓涩痛 5 天，痛引少腹并会阴，尿中带血，口渴引饮。舌苔黄腻，脉滑数。X 线腹部平片检查：双肾区无异常发现，耻骨联合上 3cm 处偏左侧有一花生米（1.2cm×0.8cm）大小密度增高影，其密度不均，边缘尚清，余正常。诊断为左侧输尿管下段结石。

辨证：湿热蕴结，气化不利。

治法：清热利湿，化石通淋。

方药：八正散加味。

木通 12g，瞿麦 12g，车前子 12g（包），萹蓄 15g，滑石 30g，栀子 12g，海金沙 10g，金钱草 30g，牛膝 15g，元胡 6g，金铃子 6g，甘草 3g，白茅根 30g，灯心草 3g。水煎服。

1976 年 8 月 23 日：迭进 15 剂，排砂石样尿，并尿出一枣核大之结石，腰部 X 线平片检查：双肾区及输尿管、膀胱区未见阳性结石影。

按语：湿热蕴结下焦，发而为淋。尿液受其煎熬，日久结成砂石，则成石淋。热盛伤络，迫血妄行，小便刺痛有血。清利湿热、化石通淋为本案之治法，故方用八正散加味。方中木通、车前、灯心草降火利水，萹蓄、瞿麦通淋泻热，滑石通窍散结，栀子凉血，引火下行，大黄苦寒涤热下达，甘草调和药性，以防诸药苦寒伤阳。用甘草梢，取其细可达茎中之意。方加白茅根清热利湿，止妄行之血，二金为清热化石之要药，牛膝引药下行，金铃子散缓急止痛。诸药合用，则湿热蕴结之邪得除，气化不利之证得解，砂石淋之患得去。

《证治准绳》石韦散证案

李某，男，33 岁。1976 年 6 月 27 日初诊。

右腰放射及睾丸痛，小便涩痛黄赤。舌质暗红，黄白苔相兼，脉弦数。尿常规检查：红细胞（＋＋＋），白细胞（＋），尿呈酸性。X 线腹部平片检查：右侧输尿管上段有一黄豆大小之密度增高影。

诊断：输尿管上段结石（右）。

辨证：结石久停，阻碍气机，气滞血瘀。

治法：活血通瘀，化石散结。

方药：《证治准绳》石韦散加味。

石韦 15g，滑石 30g，赤芍 10g，冬葵子 10g，瞿麦 12g，木通 10g，芒硝 6g，白茅根 30g，当归 12g，王不留行 12g，金钱草 60g，川牛膝 15g，忍冬藤 15g，海金沙 15g，黄柏 10g，内金 10g。水煎服。

服药 15 剂，腹痛缓解，自行停药，近日疼痛又发，仍宗原意续服。

石韦 15g，滑石 30g，赤芍 10g，冬葵子 10g，王不留行 15g，木通 10g，枳壳 6g，牛膝 30g，白茅根 15g，车前子 10g（包），瞿麦 10g，黄芪 15g，茯苓 15g，金钱草 60g，莪术 6g。水煎服。

继服 6 剂，患者欣然相告，于今日尿出小豆大结石一块，并出示结石标本。X 线腹部平片检查示结石已无。

嘱以石韦煎汤代茶饮，以防患于未然。

按语：本案病机重在结石久滞，气化受阻，气机不畅，气滞血瘀，故方用《证治准绳》石韦散加味治之。药用石韦、滑石、冬葵子、瞿麦、木通、白茅根清热利湿通淋；白术补脾燥湿，黄宫绣称其为"脾脏补气第一要药"；当归辛香善走，有"血中气药"之称，故有补血活血之效；芍药缓筋脉之挛急，为治腹痛之要药；王不留行功专通利，引药下行。加枳壳、莪术意在下气导滞，黄芪伍当归以补气养血，车前子、二金意在化石利水，药用黄柏意在清下焦湿热。芒硝性阴，善于消物，王好古云"硝利小便"，"润燥软坚泻热"，李时珍谓其"走血调下，荡涤三焦肠胃实热"，因其有效成分为含水硫酸钠，故有溶石作用。诸药合用，则气化有司，气滞血瘀之病机得除，石出而病愈。

石韦散，其方有四，名同而药略有小异。《证治汇补方》，乃湿热淋之通剂；《普济方》之石韦散，适用于湿热蕴结下焦之重症，其清热利湿之功倍于前方。而《局方》、《证治准绳》之方，均治湿热蕴于下焦，兼肾络瘀阻之证。

当归饮子证案

闫某，男，27 岁。1992 年 3 月 11 日初诊。

新婚 1 月余，感少腹胀坠痛，小便灼痛，便尽有黏液溢出，前列腺液镜检见白细胞（＋＋＋），诊为"急性前列腺炎"，西医给予抗生素治疗 1 周，病情无明显好转，求治于中医。患者精神不振，面色尚可，舌红，苔黄，脉沉细数。

辨证：肾元亏损，肝胆蕴热。

治法：滋阴养肾，疏泄肝胆之火。

方药：当归饮子化裁。

当归 15g，红参 10g，柴胡 30g，黄芩 18g，黄柏 10g，白芍 15g，知母 10g，大黄 15g（后下），滑石 30g，甘草 10g，生姜 10g。每日 1 次，水煎，去渣再煎，温服。

服 3 剂，即感症减，再服 5 剂，症状基本消失，令其继服 5 剂，复查前列腺液，见白细胞（＋），上方加龙胆草 12g，知母 12g，继服 10 剂，病愈。

按语：当归饮子，方出《审视瑶函》，方由小柴胡汤加减而成，药有当归、人参、柴胡、黄芩、白芍、大黄、滑石、甘草、生姜，乃为"肝胆肾水耗而阴精亏涩"，"动其火而伤其汁"证而设方。本案患者新婚燕尔，"动其火而伤其汁也，故膏液不足"而患此疾。前列腺炎病，多由肝胆湿热下注所致。"此损耗中之伏隐，及不足中之有余，服寒凉则伤汁损血，服热药则血壅难舒，当以意中求趣，补益当而消除。"小柴胡汤为寒凉平和之剂，方中柴胡、黄芩散郁清火，则肝胆经之火得泄；人参、甘草甘润之体，补养元气，枢转中州，益气举陷而腹胀坠痛可解；当归补血养肝，白芍敛阴柔肝，则宗筋得养；大黄、滑石导热下行，则下焦湿热得除；药加黄柏、知母，伍滑石、白芍，乃《医学衷中参西录》之"寒通汤"，增当归饮子清热化湿、利水通淋之功。诸药合用，补而不滞腻，清而不伤阴，此即"意中求趣"，在于和解也。

37. 癃闭

益气举陷汤证案

郝某，男，83 岁。2011 年 7 月 25 日初诊。

患者自述小便排出不畅，甚时点滴而出，患病已三十余年。1 个月前因小便点滴不出而插尿管，在当地医院彩超检查示前列腺肥大。上火后症状较重，平时头晕。舌暗红，苔薄白，舌下脉络暗紫，脉沉弦。

辨证：肾元亏虚，中气下陷。

治法：补养肝肾，益气举陷，化气通脉。

方药：益气举陷汤合益元五苓方化裁。

黄芪 120g，红参 12g，炒白术 15g，升麻 10g，柴胡 6g，陈皮 10g，当归 15g，熟地黄 15g，山萸肉 15g，炒山药 15g，云苓 15g，猪苓 10g，炒泽泻 10g，丹皮 12g，仙灵脾 15g，菟丝子 15g，胡芦巴 12g，益智仁 30g，桑螵蛸 30g，桂枝 12g，白芍 12g，毛慈菇 10g，浙贝 10g，夏枯草 10g，酒炙香附 10g，炙甘草 10g，大枣 10g，生姜 10g。每日 1 剂，水煎取汁 200～250mL，分 2 次服。

2011 年 8 月 10 日，家人欣然相告：服药当日，小便通畅，尿管已拔，病人与家人皆称奇。效不更方，上方继服。

8 月 22 日，其家人电话相告：续服 10 剂，小便通畅，无不适。嘱服金匮肾气丸、补中益气丸、桂枝茯苓丸以善其后。

按语：癃闭，指小便点滴而出，甚则小便闭塞不通为主症的一种疾患。小便不通，点滴短少，病势缓者称"癃"，小便闭塞，点滴不通，病势急者谓"闭"。本案病人排尿不畅，需插导尿管，故为"癃闭"。盖因肾元亏虚，脾气不升所致，故予益气举陷汤，以升举脾气，亦补中益气之谓也；益元五苓方由右归饮、五苓散、五子衍宗丸组成，具益肾元、补命门、化气通脉之效。诸方合用，加减化裁，则肾元得补，中气得助，气化有司，癃闭得解。

前列腺肥大，乃因痰气交阻，筋脉失濡而致。以芍药甘草汤，酸甘化阴，以濡筋脉；山慈菇、浙贝、夏枯草、制香附，软坚散结，化痰利湿。患者耄耋之年，先后天之精皆竭，故必先后天同救；三焦之气化皆衰，而痰饮湿浊停聚，化气通脉、渗湿化浊之法必用。故须数法数方融于一剂而建功，此即"用药之道，惟危急存亡之际，病重药轻，不能挽救，非大其法不可"之谓也。

补脾胃降阴火升阳汤证案

纪某，男，74 岁。1988 年 1 月初诊。

患前列腺肥大七八年，小便滴沥难出，小腹胀急3天，类似发作已4次，每次均须插导尿管排尿，且多保留尿管半月余。此次因病人拒绝插导尿管，其子带其来诊。

头晕乏力，纳呆恶心，小腹胀急，会阴部有胀坠感，小便滴沥不出，大便排便亦难，便意频频。舌红，苔薄黄，少津，脉沉细。

治法：补脾益气，泻火升阳。

方药：补脾胃降阴火升阳汤加减。

柴胡18g，黄芪15g，苍术15g，川羌12g，升麻9g，红参6g，黄芩12g，黄连9g，甘草9g，生姜10g，大枣9g。每日1剂，水煎，早晚分服。

服药后，小便渐多，服6剂后，基本通畅，惟稍感费力，上方加穿山甲10g，黄芪加至60g，迭进6剂，诸症悉除。

1990年3月又发作一次，同法服用12剂又愈。为巩固疗效，防止复发，以原方加鳖甲30g、穿山甲15g作散，每日2次，每次10g，开水冲服。其后未再发作，且体质较前明显好转。

按语：此案患者乃一古稀男性老人，盖因肾阳式微，致脾阳亦衰，中气下陷，肾与膀胱气化失序，湿浊郁而化火，故小便滴沥难出，故予以《脾胃论》之补脾胃降阴火升阳汤。主以柴胡升举下陷之阳气，辅以参、芪、苍术、炙甘草补脾胃，司健运，益中气，佐以石膏、芩、连，泻上乘之阴火。唯恐柴胡一味升阳之力不足，故加川羌、升麻通达太阳之经气而助升阳。

《证治准绳》称此方为升阳散火汤；《张氏医通》称为泻阴火升汤，为"治火郁发热"之证。方由补中益气汤衍化而成，内寓小柴胡以枢转气机，乃"火郁发之"之治。此方可称为虚证的小柴胡汤证，今为"甘温除热"之良剂。

38. 尿频

益气右归方证案

黄某，女，63 岁。2012 年 3 月 5 日初诊。

患者多年前出现小便频，未曾诊治。两年前自觉症状加重，双眼睑浮肿，无尿痛，腰部疼痛，双下肢无疼痛。平素偶有鼻塞、流涕，无头痛。时心烦，记忆力减退，颈项、肩部板硬不适，头晕，无恶心、呕吐。入睡困难，多梦，时心悸。舌质红，苔白，脉沉细。

辨证：肾元亏虚，气化失司。

治法：益元健脾，温阳化气。

方药：益气右归方。

熟地黄 15g，山萸肉 15g，炒山药 15g，鹿茸 3g（研冲），炒泽泻 15g，云苓 15g，炒白术 15g，肉桂 6g，枸杞子 15g，制附子 10g（先煎），黄芪 60g，桑螵蛸 10g，炙五味子 15g，覆盆子 15g，杜仲 12g，菟丝子 15g，升麻 6g，柴胡 6g，红参 10g，陈皮 10g，当归 15g，巴戟天 10g，仙灵脾 15g，炙甘草 10g，生姜 10g，大枣 10g，核桃 15g。水煎服。

3 月 12 日：药后诸症减轻，上方改黄芪 90g，水煎服。

3 月 19 日：小便正常，晨起眼睑轻微浮肿，余症明显减轻，予下方以巩固疗效。

熟地黄 15g，山萸肉 15g，炒山药 15g，炒泽泻 15g，炒白术 15g，党参 30g，肉桂 6g，制附子 10g（先煎），黄芪 120g，炙五味子 15g，五倍子 10g，覆盆子 30g，胡芦巴 12g，菟丝子 15g，升麻 10g，柴胡 6g，炒枳壳 3g，当归 15g，桑螵蛸 15g，仙灵脾 15g，益智仁 15g，生姜 10g，大枣 10g，炙甘草 10g。水煎服。

3 月 26 日：药后诸症悉除，为固疗效，予以金匮肾气续服。

按语：尿频一证，多因脾肾气虚，而膀胱气化不利，则小便频而余沥。治宜补中益气，温阳化气，益肾缩泉。益气右归方，由补中益气汤合右归饮、《类证治裁》菟丝子丸（菟丝子、炙桑螵蛸、泽泻）组成，其温肾固涩之力倍增，诸药合用，则中气足，肾元充，而病臻痊愈。

39. 中 暑

通脉四逆汤证案

李某，男，38 岁。1978 年 8 月 19 日初诊。

素体禀赋不足。昨日上午在田间锄禾，天气炎热，汗出如流，体乏口渴，去田头小溪引饮，饮毕感甘凉解渴，倏尔脘腹作痛，待到田间，突然晕倒，昏不知人，牙关紧急，家人急掐人中，旋即复苏。急回村，医生予藿香正气水，未愈。于翌日来院延余医治。仍腹痛不已，腹泻，恶心呕吐，神疲乏力，发热恶寒，四肢逆冷，气喘不语，舌淡，苔薄白，脉弱。

此即《金匮要略》之"太阳中暍"证。暍者，《说文》云："伤暑也。"《玉篇》谓："中热也。"即今之中暑。然服藿香正气水效不显，盖因此乃阴盛格阳之候。患者热引寒泉之水，且又素体阳虚，此乃阴盛格阳之中暑证，治当抑阴通阳，用通达内外之法，故予通脉四逆汤。

炙甘草 10g，生附子 20g，干姜 15g。宗仲景之煎药法，水煎服。

服药 3 剂，腹泻、腹痛止，热退，肢厥息，仍有恶心，尚须益阴和阳，故二诊加猪胆汁，乃通脉四逆加猪胆汁汤意，续服 5 剂，病愈，予黄芪建中汤以建中气。

按语：通脉四逆汤，乃《伤寒论》为少阴阳衰、阴寒内盛、虚阳外越之证而设方。本方与四逆汤药味同，但其附子、干姜用量较大，取其大辛大热，以速破在内之阴寒，可急回外越之虚阳。以其能大壮元阳，主持内外，所以冠以通脉四逆之名，以别于四逆汤。本案实阴盛格阳之轻型，姜、附之量未至极量。生附子之用必遵古法煎之。二诊时加猪胆汁，润燥滋液，以制姜、附辛热伤阴劫液之弊，此即益阴和阳之法。加服黄芪建中汤，补气和里以建中焦之气。

40. 奔豚

猪膏发煎证案

王某，男，38 岁。1971 年 1 月 27 日初诊。

患者性情急躁，半年前因当生产队长与社员争执而感脘腹不适且痛，小腹拘挛，自觉气从小腹上冲至心下，继而至咽，旋即昏厥。家人将其急送医院，未至医院即醒。后每二三日发作一次，诸医以郁证调治罔效。时正月初一，适余值班，患者来诊。其为一中年壮汉，眼布红丝，轻度黄染，舌淡白苔，脉弦。

诊断：奔豚。

辨证：肝气郁结，阴阳失和，冲脉之气厥而上逆。

方药：先用《金匮要略》猪膏发煎。

猪脂半斤，乱发鸡子大三团，煎之，发消药成。分5天服用，每天2次。

猪脂利血脉，荣冲脉，乱发消郁开结，则少腹急满可愈。

服药三日，欣然相告未发，嘱续服用。翌日夜其家人告知病作，因病人之家在医院驻地，余即出诊赴其宅。见病人仰卧在床，神志不清，针刺人中、十宣，闻其喉中痰声作而厥逆缓，旋即呓语，但仍神志不清，诊其脉沉弦。处以桂枝加桂汤，桂枝20g，白芍15g，炙甘草10g，生姜10g，大枣10g。嘱翌日取药。服药1周，未厥，惟时感脘腹不适，嘱原方续服，并让其自灸气冲穴。续治疗1周，病人欣然相告，诸症悉除。

按语：余在接诊此案之前一年，尚在栖霞县医院中医科工作，曾遇一类似患者，予以奔豚汤罔效。因业师车永昌公已西去，故于周末假日回莱阳问道于家父吉忱公，公笑云："尔何不用《金匮要略》猪膏发煎？猪脂补虚、润燥、缓急、开郁，乱发消瘀、散结、疏肝、利胆，故奔豚、黄疸可解。经方有其证，必有其方，证不分巨细，药味不在多寡，只要证准方符必效。"后用其方，病果愈。

此案病人患病日久，多医用药无效，心情沮丧懊恼，肝气郁结更甚，故予以猪膏发煎以润燥开结。盖因枢机不利，气化失司，开合失序，阴寒内盛，冲脉之气从少腹上凌心阳，故予桂枝加桂汤调和阴阳，益冲降逆。虽证见肝气郁结之证，然无火热之邪，故不用奔豚汤。

清·赵学敏曾云："医者，意也。用药不如用意，治有未效，必以意求。苟意入元微，自理有洞解，然后用药无不效。"家父吉忱公以猪膏发煎治奔豚，猪膏、乱发之用，即以用意而收功也。

41. 痛风

《本事方》乌头汤证案

李某，男，48岁。1996年7月23日初诊。

1周前，无明原因突发右踝关节疼痛，略见肿大，常于夜间痛醒，行动受限，遇寒加重，口不渴，二便调。有嗜酒史。查血尿酸532μmol/L。舌淡润，苔薄白。脉沉紧。

诊断：痛风。

辨证：寒凝湿着，气血痹阻。

治法：温经散寒，燥湿散结，活络止痛。

方药：《普济本事方》乌头汤化裁。

制川乌10g（先煎），细辛3g，川椒6g，秦艽12g，附子10g（先煎），肉桂6g，白芍15g，炮姜6g，茯苓15g，防风10g，当归12g，独活10g，炙甘草10g。水煎，去渣，温服。

服药5剂，诸症减轻，夜间仍然痛醒，但不剧，可以忍受。原方加穿山龙20g，鸡血藤20g，威灵仙10g，续服10剂。

三诊时，欣然相告，诸症悉除，已有一周夜寐平安。查血尿酸正常。予以原方制成水丸，续服以善后。

按语：此乃"寒冷湿痹，流于筋脉，挛缩不得转侧"之证。寒痹证医者多选用《金匮要略》之乌头汤。本方由《金匮要略》之乌头汤去麻黄、黄芪，合《伤寒论》之真武汤去白术、生姜，加散寒之细辛、川椒，祛风胜湿之防风、独活，活血通脉之当归而成。乌头汤散寒通痹止痛，调和营卫，真武汤温阳利水，顾护肾气。本方妙在乌、附并用。《本草求真》云："附子大壮元阳，虽偏下焦，而周身内外无所不至；天雄峻温不减于附子，而无顷刻回阳之功；川乌专搜风湿痹痛，却少温经之力；侧子盖行四末，不入脏腑；草乌悍烈，仅堪外治，此乌附之同类异性者。"《金匮要略》以川乌为主药之乌头汤，乃为寒湿历节而设方，《伤寒论》以附子为用之真武汤，乃为脾肾阳虚水气内停证之用方。由此可见，本方不失为治寒湿型之痛风合并尿酸肾病之有效方剂。方中甘草调和药性，兼能解毒，更以蜜炙，以缓乌头、附子之燥烈之性，故炙甘草为乌、附剂配伍之必需。肉桂伍甘草，乃辛甘化阳之伍，芍药伍甘草乃酸甘化阴之剂，共成和营卫、补气血之功。现代药理研究表明，秦艽有抗炎、抗菌及镇痛作用，而且与元胡、乌头等药并用，可使镇痛作用增强。由此可见乌头伍秦艽，其散寒通痹止痛功效优于《金匮要略》之乌头汤是可信的。药加穿山龙、鸡血藤，可舒筋通络，活血通滞。

《圣济总录》防风饮证案

盖某，男，37岁。2008年5月19日初诊。

半月前突然右外踝疼痛，伴有红肿。近1周来，常于夜间灼痛如虎啮，脚肿如脱，患足畏盖衣服，口干烦渴，心烦不得眠。查血尿酸 586.3μmol/L。舌红有裂纹，苔黄，脉弦数。

诊断：痛风。

辨证：湿热蕴结，痹阻关节。

治法：搜风通络，清利湿热。

方药：《圣济总录》防风饮。

防风10g，麻黄10g，石膏12g（先煎），黄芩12g，川芎10g，当归12g，赤芍10g，杏仁10g，生地黄10g，炙甘草10g。水煎服。

服药5剂，红肿热痛大减，上方加忍冬藤20g，鸡血藤20g，构树枝20g，臭梧桐枝20g，桑枝20g，续服10剂。

药后诸症减轻，查血尿酸396μmol/L。原方加松节10g，继服。

四诊时，患者欣然告知，关节肿消痛除，口无干渴。查血均正常。时值夏天草木繁茂，遍野青翠，故嘱其自采杨树枝、柳树枝、鬼针草，合芒硝20g，煎熬浴足。

两年后，患者带其亲属就诊，告云：每周用两枝一草浴足一次，痛风无复发。

按语：《灵枢·贼风》云："今有其不离屏蔽，不出空穴之中，卒然病者，非不离贼风邪气，其何故也？……此皆有所伤于湿气，藏于血脉之中，分肉之间，久留而不去。"说明伤于湿气，留蓄于血脉之中，是痛风突然发病的重要原因和机理。若"湿气"（湿邪）久留，蕴结成热则痛处灼热，畏盖衣被，则为热痹证；热伤津液，故口干烦渴，若热在营血，则口微渴；舌质红，为热象；舌有裂纹，为阴伤之象；苔黄，脉数，均属热象。

本方为防风加麻杏石甘汤、越婢汤、四物汤而成，治风寒湿邪郁久化热，痹阻关节而成痛风者。防风为治风通用之品，又为太阳经引经药，俾足太阳经气至外踝达足，则外踝肿痛可解。其性微温不燥，甘缓不峻，而有"风药中润剂"之称，故不论风寒、风热皆可用之。因防风祛风为长，又能胜湿，故又用于发散脾家之郁火，搜除脾家之湿邪，又有除里湿之功。麻黄有宣肺利水消肿之功，《本经》云其有"除寒湿，破癥坚积聚"之效，《药性论》云其可"治身上毒风顽痹"。故于痛风之湿热蕴结，痹阻关节之证，二药共为主药。辅以石膏清热泻火，黄芩清热燥湿，则湿热可除；当归、川芎、地黄养血、活血、通脉，杏仁宣肺除郁开溺，共为佐药。使以炙甘草调和药性，缓急止痛。诸药合用，则络脉以通，湿热除，而病臻痊愈。

鬼针草为一药源丰富的中草药，具有清热解毒、消肿化瘀功效，广用于肝炎、急性肾炎及跌打损伤，故痛风及尿酸肾病者用之，每收卓效。

《局方》黑龙丸证案

王某，男，54 岁。2005 年 3 月 15 日初诊。

2004 年 6 月初，午饭后，在烟台海边运动，汗出入海而浴后，遂感全身关节不适，继之左膝关节肿痛。其后日渐加重，且遇寒更重，夜间尤剧，去某医院就诊，查血尿酸576μmol/L，诊为痛风，予西药治疗而愈。愈后 3 个月，因赴宴酗酒饱餐又发，复以西药治疗无显效，又延数医治之，或西药，或中药，均罔效，故延余治之。左膝关节肿大，膝痛欲脱，头眩短气，温温欲吐，常感口干欲饮。舌苔白略黄，脉沉而弱。

辨证：寒邪外搏，湿热凝滞。

治法：温经散寒，清热除湿。

方药：《局方》黑龙丸加减。

白芷 12g，藁本 12g，生石膏 20g（先煎），制川乌 10g（先煎），南星 10g，麻黄 10g，薄荷 6g（后下），松节 10g。水煎服。

生南星 30g，白芷 30g，防风 30g，独活 30g，柏子仁100g，五倍子 30g，芒硝 30g，鬼针草 30g，豨莶草 30g，臭梧桐枝 30g，共为细末，淡醋、蜜、热水调药末 60g 外敷患处。

复诊：服药 5 剂，诸症悉减。仍宗愿意，加桂枝 12g，制白芍 20g，黄芪 20g，桑枝 15g，水煎服。

三诊：续服中药 10 剂，诸症豁然，肿消痛解。仍予原方、原法治之。

四诊：续治两周，关节无肿痛，活动自如，查血尿酸

176μmol/L。嘱其戒烟酒，节肥甘海味。予鬼针草、构树枝煎汤浴足敷膝以善其后。

按语：《金匮要略·中风历节病脉证并治》云："寸口脉沉而弱，沉即主骨，弱即主筋，沉即为肾，弱即为肝，汗出入水中，如水伤心，历节黄汗出，故曰历节。"说明肝肾内虚，寒湿外袭，是痛风常见病因病机之一。朱丹溪认为："寒热外搏，热血得风寒，汗浊凝涩，所以作痛，夜则痛甚，行于阴也。"提示外寒内热、汗浊凝涩是历节痛风病机之一。关节疼痛遇寒增剧，是寒邪阻滞经脉不通之征；常感口渴，是热邪内郁，津液受伤之象；肢节疼痛日久，则关节肿胀；正气日耗，故身体尪羸；寒热交阻，升降失调，浊阴不降而上逆，故温温欲吐；清阳不升，故头眩短气。本案虽为寒热错杂证，因热生于寒，故不予桂枝芍药知母汤，而予黑龙丸易汤治之。本方具仲景之越婢汤、乌头汤二方之功。

《本草求真》云："白芷，色白味辛，气温力厚，通窍行表，为足阳明经去风散湿主药。"《本草便读》有可去"肌肉瘀邪之滞"的论述，故白芷有祛风、燥湿、消肿、止痛之功，任为主药。藁本辛温，入膀胱经，"辛以达表，湿可行经"，"为发散风寒祛除寒湿之药"。陶弘景称"麻黄为疗伤寒解肌第一药"，与藁本共解太阳经之风寒。川乌头温经散寒，南星开泄燥湿，松节具祛风燥湿、舒筋通络之效。石膏清热泻火，除烦解渴，薄荷疏风散热。

《杨氏家藏方》健步丸证案

孙某，男，43岁。2011年11月6日初诊。

患痛风二年余。近期右侧足踝、足大趾疼痛，红肿灼热，行动困难，困倦乏力，胸闷短气，心动悸。查血尿酸583μmol/L。尿检：蛋白（＋＋），红细胞（＋＋）。舌淡红，舌下脉络暗紫，脉滑。

诊断：痛风。

辨证：痰湿阻络，痹阻关节。

治法：健脾渗湿，祛瘀通络。

方药：《杨氏家藏方》健步丸易汤化裁。

石楠藤15g，天南星10g，羌活10g，天麻10g，薏苡仁15g，防风10g，川断12g，萆薢12g，黄芪12g，当归12g，石斛12g，牛膝12g，木瓜12g，威灵仙10g，煅自然铜6g，防己10g，炒白术12g，茯苓15g，车前子15g（包），炙甘草10g。水煎服，10剂。

药后足踝及足趾痛大减，仍活动受限。原方加鸡血藤20g，忍冬藤20g，臭梧桐20g，豨莶草20g，鬼针草20g，水煎服。

继服10剂，肿消痛止。辅以生南星、独活、防风、白芷、鬼针草各30g，芒硝30g，共为细末，酒调外敷肿痛处。

续服10剂，诸症悉除，实验室检查尿酸正常，无蛋白尿及血尿。嘱服桂枝茯苓丸、十全大补丸以善后。

按语：痰湿阻络，痹阻关节，气血运行失畅，不通则痛，故见关节疼痛，痛有定处；痰湿阻于关节，日久化热，故局部红肿，有灼热感；痰湿中阻，阳气不得伸展，故见周身困倦乏力；痰湿阻于肾络，肾络受伤，故见蛋白尿、血尿；痰湿泛益肌肤，故见轻度浮肿；痰湿阻络，气血瘀滞不畅，故见胸闷短气，舌质暗红而有瘀点。脉滑为痰湿瘀阻之象。

石楠藤苦平，入肝肾经，有祛风、通络、益肾之功，《药性论》称其主除热，逐诸风，故任为主药。石楠叶、石楠藤为冷僻药，因其含海风藤酮，饮片又与海风藤相似，用以祛风湿，通经络，主治风湿痹痛，可用同科植物海风藤代替。伍以防风、羌活、灵仙以祛风通络；南星、苡米、萆薢利湿化浊；

木瓜、牛膝、天麻、川断养肝肾，强筋骨；当归、黄芪益气补血，活血通脉；石斛滋阴除热；自然铜辛苦平，醋煅具散瘀止痛之功，《玉楸药解》称其"入足少阴肾经、足厥阴肝经"，属"破血消瘀，疗风湿瘫痪之属"。药加防己、炒白术、炙甘草，与黄芪，以成防己黄芪汤之用；方佐茯苓、车前子，可助气化，顾护肾气。诸药合用，则湿热得清，痹阻得除，气化有序，肾络得通，而收效于预期。

《史载之方》暖肾脏方证案

林某，女，49 岁。2007 年 7 月 16 日初诊。

手指足趾关节痛数年，久立久行或遇冷加剧。近 1 周来疼痛加剧，夜间每因痛作而醒。关节无变形，无晨僵，面色淡黄，神疲乏力，腰膝酸软，夜尿清长，颜面及下肢略见浮肿。已闭经两年。实验室检查，血尿酸 432.6μmol/L，血沉、抗链"O"、类风湿因子、肾功无异常。舌质淡胖，苔白滑，脉沉缓。

诊断：痛风。

辨证：脾肾亏虚，水湿不化。

治法：温补脾肾，化气行水。

方药：《史载之方》暖肾脏方化裁。

怀牛膝 12g，石斛 12g，巴戟天 12g，萆薢 12g，川芎 10g，川断 12g，茯苓 15g，制附子 10g（先煎），当归 10g，五味子 10g，菟丝子 15g，黄芪 15g，桂枝 12g，制白芍 15g，炒白术 15g，炙甘草 10g。水煎服。

服药 10 剂，诸症悉减，浮肿已无，效不更方。

续服 10 剂，手足关节已无疼痛，唯用冷水洗手时，有轻微不适。查血尿酸已降至正常范围。上方加松节 10g，毛姜 20g，丹参 20g，10 剂，水煎服。

　　1个月后患者欣然相告，手足关节无不适，在栖霞市医院理化检查均正常。嘱服金匮肾气丸、桂枝茯苓丸以善后。

　　按语：脾为后天之本，气血生化之源，脾虚则运化乏源，气血生化不足，不能上荣于面则面色淡黄，不能养神充身则神疲乏力。腰为肾之外府，肾主水液，肾虚则腰府失养，故见腰酸膝软。肾虚气化失司不能主水，则夜尿清长。脾肾俱虚，不能运水制水，水湿内聚，泛溢肌肤，故见颜面及下肢水肿，舌质淡胖；苔白滑，脉沉缓，皆为脾肾两虚而水湿内聚之象。

　　方中主以附子温肾助阳，辅以茯苓、草薢渗湿化浊，当归、川芎养血活血通瘀，巴戟天、川断、牛膝、石斛、五味子、菟丝子养肝肾益阴而涩精，诸药合用，脾肾共调，肝肾并养，攻补兼施，刚柔相济。方寓《金匮要略》当归芍药散，具顾护肾气之功，对尿酸肾病而见蛋白尿者亦有一定疗效。方加黄芪、桂枝、白芍、炙甘草，乃黄芪桂枝五物汤之意；药加炒白术，乃寓真武汤于内。复诊时加松节、毛姜、丹参，可利关节，壮筋骨，和气血。

42.　消　渴

柴胡去半夏加瓜蒌根汤证案

　　张某，女，54岁。1989年12月初诊。

　　患糖尿病4年。4年前，因多饮多尿某市医院诊为糖尿病，曾服D860及降糖灵、消渴丸等药物，病情时轻时重。近年来，病情加重，时烦躁，五心烦热，口干咽燥，便秘，饮水每日约5暖瓶，小溲日十余次，尿糖（＋＋＋＋），血糖21.1mmol/L，舌红少苔，脉细数。

辨证：枢机不利，气化失司，郁热伤津。

治法：和解少阳，清热生津止渴。

方药：柴胡去半夏加瓜蒌根汤加味。

柴胡 12g，黄芩 12g，西洋参 12g，花粉 15g，山药 30g，黄芪 30g，黄连 10g，生地 15g，元参 12g，白薇 12g，甘草 10g，生姜 3 片。水煎服。

上药服 8 剂后，诸症大减，尿糖（＋＋）。继服 10 剂，诸症豁然，尿糖（＋）。守上方 30 剂，血糖、尿糖正常。为巩固疗效，予以消渴散续服。

按语：柴胡去半夏加瓜蒌根汤，出自《金匮要略》，原为"治疟病发渴者"而设。本案患者因柴胡证具，故用小柴胡汤，和解少阳，达郁清热；《本经》谓"瓜蒌根，治消渴，身热，烦满，大热，补虚，安中"，为热病烦渴、内热消渴之效药。此即柴胡去半夏加瓜蒌根汤用于消渴之理。因人参甘温，与证不利，故代之以西洋参；山药补脾和胃，生津益肺，为虚热消渴之必用；黄芪益气生津，为治内热消渴之要药；芩、连泻火存阴，元参、白薇、生地清退虚热而生津。诸药配伍，清热滋阴，生津止渴。

43. 阳痿

柴胡加龙骨牡蛎汤证案

梁某，男，45 岁。1988 年 11 月 24 日初诊。

阳痿六七年，心烦不得眠，眩晕心悸，口苦咽干。舌苔薄白，中心略黄，脉沉弦。

辨证：心肾不交，胆火被郁，相火妄动，扰乱心神。

治法：调达枢机，交通心肾。

方药：柴胡加龙骨牡蛎汤化裁。

柴胡 12g，黄芩 10g，党参 10g，姜半夏 6g，桂枝 10g，川军 6g，生龙骨 15g（先煎），生牡蛎 15g（先煎），琥珀 3g（研冲），竹茹 12g，远志 10g，炙龟甲 12g，柏子仁 15g，莲子心 15g，炙甘草 6g，生姜 10g，大枣 10g。水煎服。

服药 5 剂，阳痿好转，余症豁然。原方加当归 10g，白芍 12g，百合 10g，续服 15 剂，病臻痊愈。嘱服天王补心丹、五子衍宗丸以养心肾。

按语：阳痿即阳事不举，或临房举而不坚之证，多由命门衰微，或心脾亏虚，或惊恐伤肾，或湿热下注而致，然此案均非上述诸证。眩晕、口苦咽干，乃少阳证，心悸、心烦不得眠，乃少阴病之阴虚火旺证。阴阳互根，阴阳之根同出于肾。肾中元阳，又称命门之火，且为少阳相火之源，故少阳之根出于肾，《灵枢·本输》有"少阳属肾"之说。元阳闭藏即是少阴，元阳活动即是少阳，一静一动，一体一用，体之枢在少阴，用之枢在少阳，即人体开合、升降、出入之枢，不动在少阴，动在少阳。该案病人由于少阳枢机不利，胆火被郁，相火妄动，扰乱心神，致心肾不交而病不寐，宗筋痿而不举。故予以柴胡加龙骨牡蛎汤以调达枢机，而降妄动之相火，以坚阴坚肾；加龟甲、远志伍龙骨，乃寓孔圣枕中丹意，以宁心益肾，荣冲濡任。全方无壮阳之药，以调达枢机，交通心肾，引火归原，濡养宗筋为治。

44. 振掉

柴胡加龙骨牡蛎汤证案

刘某，女，64 岁。1989 年 3 月 23 日初诊。

患高血压、动脉硬化病十余年。近 1 年来，双手震颤日剧，步态不稳，青岛医学院附院诊为"帕金森综合征"，予安坦等西药治疗，病情缓解。近因精神刺激，肢体震颤加重，西药无效，故寻求中医治疗。患者两手呈节律性细震颤，行步呈慌张步态，头部前倾，摇摆不止，伴胸部不适，心烦口苦，大便略干，小便黄。舌苔中心黄腻，脉沉弦。

辨证：肝胆火旺，风火上扰元神，肝阴不足，筋脉失濡。

治法：调达枢机，清肝息风，养阴濡筋。

方药：柴胡加龙骨牡蛎汤化裁。

柴胡 12g，黄芩 10g，人参 10g，姜半夏 10g，桂枝 10g，茯苓 15g，白术 12g，酒大黄 6g，生龙骨 15g（先煎），生牡蛎 15g（先煎），磁石 10g（先煎），天竺黄 10g，石菖蒲 10g，蝉衣 6g，僵蚕 6g，蜈蚣 1 条（研冲），水牛角 15g，当归 12g，白芍 15g，炙甘草 10g，生姜 10g，大枣 10g。水煎服。

服药 10 剂，诸症减轻，仍宗原方，加炙龟甲 10g，续服。

续服 10 剂，诸症悉除，上方制成水丸，每次 15g，每日服 2 次。并以天冬 10g，寸冬 10g，黄精 10g，百合 10g，莲子心 3g，肉苁蓉 6g，生甘草 3g，每日 1 剂，煎汤作饮频服。

按语：帕金森综合征，为老年病之一，属中医振掉范畴，多因肝肾亏虚所致。举手投足则发振掉，休作有时，长年眩晕，胸闷，心烦口苦，乃少阳枢机不利，柴胡证具，故主以小柴胡汤。《素问·脉要精微论》云："骨者,髓之府,不能久立,行则振掉,骨将惫矣。"此案乃一老年患者,骨将惫矣,故以四君子汤益气健脾,培补后天之本;桂枝汤和营卫,调气血,则气血精髓得充,乃治其本也。药用龙骨、牡蛎、磁石、天竺方、孔圣枕中丹、止痉散,以息风、定搐、除颤,则肢体震颤可解。临床实践证明,柴胡加龙骨牡蛎汤加味,为帕金森综合征有效方药。

《灵枢·根结》云:"太阳为开,阳明为合,少阳为枢……枢折则骨繇而不安于地,故骨繇者取之少阳,视有余不足。骨繇者,节缓而不收也。所谓骨繇者摇故也,当穷其本也。"故予柴胡加龙骨牡蛎汤调达枢机,和解少阳,佐以四君、八珍,或人参养荣汤,乃治其本。

45. 皮肤病

麻黄连轺赤小豆汤证案

案例1

车某,男,24岁,工人。1965年3月16日初诊。

患者自昨天突然全身泛发大小不一白色风团,痒甚,恶风畏寒,遇风加剧,时起时消,舌苔薄,脉浮紧。

诊断:游风(荨麻疹)。

辨证:风寒犯表,郁于肌腠,营卫失和。

治法:祛风散寒,调和营卫。

方药:麻黄连轺赤小豆汤加味。

麻黄6g,杏仁6g,赤小豆30g,桑白皮30g,荆芥10g,防风6g,桂枝6g,当归12g,甘草6g,生姜3片,大枣4枚。

水煎服。

3月20日复诊：迭进4剂，风团瘙痒悉除，予以4剂桂枝汤加味善后。

按语：游风多发于肌肤，起如云片，浮肿焮热，时消时现，出没无定，故名游风，又称风疹块，分赤白二种，赤者为热，白者为风。

本案患者因感风寒，邪郁肌表，营卫失和，而发游风，故主以麻黄连轺赤小豆汤。因药源之因，今用多连轺易连翘，梓白皮易桑白皮。因属风寒为患，故本方去连轺，加桂枝、荆芥、防风等药，佐麻黄、杏仁宣肺利水，俾腠理之邪，随汗而解；赤小豆、桑白皮肃肺、清热、利湿，以冀湿热随小便而利；生姜、大枣、甘草辛甘、酸甘相合，健脾和中，调和营卫，以助三焦气化。方加当归和血通脉，乃"治风先治血，血行风自灭"之意。诸药合用，则风寒得散，营卫调和，风疹得解。

案例2

王某，女，37岁，教师。1978年7月11日初诊。

患者泛发红色豆瓣状风团，扁平隆起，口干怕热，心烦不宁，皮肤灼热，奇痒3天，舌红苔黄，脉浮滑。

诊断：瘖瘟（荨麻疹）。

辨证：风热郁于肌肤，不能透达。

治法：散风清热，透理三焦。

方药：麻黄连轺赤小豆汤加减。

麻黄6g，杏仁6g，连翘12g，赤小豆30g，桑白皮30g，蝉衣10g，浮萍6g，防风6g，荷叶6g，白蒺藜15g，当归12g，赤芍15g，生地15g，甘草6g，生姜3片，大枣4枚。水煎服。

7月15日复诊：服上方5剂，诸症减轻，仍宗原意，上方加丹皮10g，赤芍10g，水煎服。

7月20日三诊：迭进4剂，诸症悉除，以苍耳子6g、荷叶6g煎汤作饮，服用1周，以善其后。

按语：此二案均为风邪郁表，但邪又有寒热之别，连翘乃苦寒之品，于风寒不利，故案例1去之。瘖瘟，又名鬼疹疙瘩、肥脉瘾疹，其状，风团扁平隆起，堆垒成片，状如豆瓣，多以热为重，故本案以散风清热、透理三焦为治。用当归、赤芍、生地之属，寓"治风先治血，血行风自灭"之义。

案例3

于某，男，28岁。1971年10月2日初诊。

1周前于胸部出现一片圆形玫瑰色红斑，上有细薄屑，直径约1.5cm，轻度发痒，近两天躯干及四肢近端出现大小不一的椭圆形红色斑片，上有皱纹，边缘有一圈糠状细鳞屑，舌红苔黄，脉浮。

诊断：风癣（玫瑰糠疹）。

辨证：风热血燥，腠理闭塞。

治法：散风清热，凉血润燥。

方药：麻黄连轺赤小豆汤加减。

麻黄6g，杏仁6g，连翘12g，桑白皮30g，赤小豆30g，蝉衣10g，丹皮10g，赤芍10g，白蒺藜2g，金银花18g，防风6g，荆芥6g，甘草6g，生姜3片，大枣4枚。水煎服。

10月7日复诊：迭进4剂，斑片颜色变淡，鳞屑渐退，痒自已，仍宗原方继服。

10月16日三诊：续进8剂，诸症悉除。

按语：玫瑰糠疹属中医"风癣"范畴。对此，《外科正宗》有"风癣如云朵，皮肤娇嫩，抓之起白屑"的论述。本病是春秋易发的皮肤病，多发于青壮年，且好发于躯干及四肢近端，初发多在胸部，先出现一指甲大玫瑰斑疹，1周后斑疹渐大如钱币，斑疹中心产生浅棕色糠皮样鳞屑，称为前驱斑，又称原发斑或母斑。历数日后，于躯干及四肢猝发多数相似的较小红斑，称为子斑，子斑亦逐渐增大，但始终不超过母斑大小。斑疹颜色不一，鲜红或褐黄或灰褐。斑疹长轴与皮肤纹理一致，表面附有细小糠样鳞屑，轻度瘙痒，病程 4～6 周，部分患者可伴有周身不适、轻度发热等全身症状。

中医学认为，此病多因风热血燥，闭塞肌腠而发，治宜散风清热，凉血通络。麻黄连翘赤小豆汤为外解表邪、内清里热之剂，用治此证，即《内经》"去菀陈莝"之义也。

《张氏医通》柴胡饮证案

徐某，男，53 岁。1973 年 8 月初诊。

右侧胸背灼痛十余天。患者十余天前，在阳光下暴晒后出现右胸背灼痛，夜间疼痛难忍，未在意，近几日疼痛加重，活动及呼吸时剧痛，胸部透视未见异常。服诸多中西药皆不见好转，故来诊。

检查：右侧背部（腋后线七八肋处）有一团水疱状疹，皮肤潮红湿润，泡浆混浊，部分塌顶，部分溃破。追问之，此疱疹十余天前即有，自谓阳光暴晒所致。

诊断：蛇串疮（带状疱疹炎）。

辨证：湿热蕴于肌肤，气滞血瘀成疹。

治法：清热利湿，凉血祛风。

方药：《张氏医通》柴胡饮加味。

柴胡 15g，黄芩 12g，荆芥 10g，防风 10g，元参 15g，川大黄 10g，滑石 15g，大青叶 15g，板蓝根 12g，桃仁 12g，丹皮 15g，赤芍 15g，生甘草 10g。水煎服。

5 剂后，疼痛大减，疱疹结痂，守方又进 5 剂，其证已去八九，疱疹脱痂，但胸部仍有疼痛，上方加花粉 12g，黄芪 15g，再进 5 剂，诸症消失。

按语：《张氏医通》之柴胡饮，乃为痘疮初起热甚，表里俱实之证而设。少阳经脉布胸胁，肝胆火热犯胸胁而发病，俗称"蛇盘疮"。本案患者证属湿热蕴伏于肌肤，瘀毒成疮。故方用柴胡、黄芩清火散郁，和解表里；荆芥宣毒透疹，理血散风；防风发散脾家之郁火，并搜脾家之湿邪；大黄苦寒沉降，借其入血降浊之功而泻火解毒，逐瘀通经；元参苦咸，性寒质润，入肾、肺二经，功壮肾水，具清上彻下之用，以制浮游之火；滑石性寒而滑，祛湿敛疮，为湿疮之常用药；甘草甘平，入十二经，生用偏凉，能清热解毒。本方加大青叶、板蓝根、桃仁、丹皮、赤芍，以增其清解瘀毒、活血通脉之功。诸药合用，则湿热得清，瘀毒得解，而收效于预期。

阳和汤证案

案例1

栾某，男，40岁。1963年11月3日初诊。

患慢性荨麻疹两年余，曾用西药罔效，某中医师予以消风散鲜效。现症见身起大小不等之风疹块，疹块色白，瘙痒异常，遇冷则剧，得暖则瘥，冬重夏轻，反复发作，劳累则甚，倦怠乏力，四肢逆冷。舌质淡，苔薄白，脉弱。

辨证：卫阳不固，风寒痹阻。

治法：温阳散寒，调和营卫。

方药：阳和汤加减。

熟地30g，肉桂3g，麻黄4.5g，当归15g，鹿角胶6g（烊化），桂枝9g，防风9g，甘草9g。水煎服。

4剂后，疹块逐渐隐退，瘙痒递减，续服20剂而愈。

案例2

1957年冬余在长岛上中学，因孟冬骤冷而发冻疮，手足多处溃破，脓水淋漓，终冬不愈。每年初冬即发，春暖方愈，诸方罔效，1963 年冬，经服阳和汤二十余剂而愈，至今未复发。兹将处方列下：

熟地 30g，肉桂 6g，鹿角胶 6g（烊化），桂枝 9g，白芥子 9g，炮姜 3g，麻黄 3g，巴戟天 15g，补骨脂 15g，细辛 2.4g，当归 12g，吴茱萸 3g，炙甘草 9g。水煎服。

按语：慢性皮肤病病因多端，大凡因肾阳不充，卫外不固，风寒之邪乘虚侵袭，阻于肌腠，痹阻经络，营卫不和而导致皮损者，或久病不愈缠绵日久，属肾虚寒凝血滞之证者，皆可应用阳和汤。方用熟地益肾，大补阴血，任为主药；鹿角胶养血荣督助阳，肉桂、炮姜辛散而通血脉，共为辅药；麻黄、白芥子助姜、桂散寒导滞而化痰结，共为佐药；甘草解毒，调和诸药，而为使。

46. 唇疽

阳和解结汤证案

宫某，男，51 岁，农民。2013 年 3 月 8 日初诊。

患者去年 7 月开始出现下唇隐痛，伴有右侧腮部疼痛，曾在烟台某市医院诊断为三叉神经痛，治疗未见好转。现下唇、右侧脸腮疼痛难忍，呈烧灼感，伴有下唇肿胀，饮食受限。莱阳中心医院颅脑 CT 检查未见异常。舌淡红，苔白，脉弦。

诊断：唇疽。

辨证：枢机不利，寒热交争，痰毒瘀结络脉。

治法：调达枢机，温阳开腠，活瘀解毒，消肿散结。

方药：阳和解结汤化裁。

熟地黄 18g，鹿角霜 10g，肉桂 6g，麻黄 10g，制附子 10g

（先煎），细辛 3g，白芥子 10g，干姜 3g，柴胡 48g，黄芩 20g，酒大黄 10g，炮甲 6g，皂刺 10g，当归 10g，红参 10g，蜈蚣 2条（研冲），桔梗 10g，槐耳 10g，九节茶 10g，重楼 15g，银花 30g，连翘 30g，公英 30g，地丁 30g，天葵子 10g，甘草 10g，生姜 10g，大枣 10g。每日 1 剂，水煎服。

3 月 11 日：服药 3 剂，下唇、右脸腮肿胀疼痛明显减轻，仍宗原意，守方续服。

3 月 20 日：药后下唇无肿胀，下唇、右脸腮已无疼痛。调方如下：

熟地黄 18g，鹿角胶 1 片，鹿角霜 10g，肉桂 6g，麻黄 10g，白芥子 10g，干姜 3g，柴胡 12g，黄芩 12g，红参 10g，蜈蚣 1 条（研冲），僵蚕 10g，桔梗 10g，炒枳壳 6g，槐耳 10g，射干 10g，九节茶 10g，炙甘草 10g，生姜 10g，大枣 10g。每日 1 剂，水煎服。

3 月 26 日：病人欣然相告，病未复发，上方继服 5 剂，巩固疗效。

按语：本案唇疽，乃寒热交争，毒气蕴于口唇而发。阳和解结汤，由阳和汤合通天解结汤、五味消毒饮而成。阳和汤温补和阳，散寒通滞，化痰开结；通天解结汤（柴胡、黄芩、大黄、黄连、皂刺、山甲、犀角、石膏、人参、马勃、僵蚕、全蝎、桃仁、当归、杏仁），方出《伤寒第一书》，乃小柴胡汤之类方，原为“治伤寒诸结”而设。本案合用此方，意在解散痰毒瘀结。五味消毒饮功在清热解毒。诸方合用，则枢机得调，寒凝得解，瘀毒得消，故病臻痊愈。

47. 附骨疽

阳和汤证案

案例 1

柳某，男，21 岁。1965 年 8 月 5 日初诊。

胸骨当膻中穴处，溃破流脓水，久不愈合，在烟台某医院诊为慢性化脓性骨髓炎。患者面色苍白，精神不振，倦怠嗜卧，纳谷不馨。舌质淡红，苔白腻，脉沉细。X 线摄片示：骨质破坏及死骨形成。

辨证：血虚阳衰，无力托毒。

治法：温阳补血，托毒排脓。

方药：阳和汤加味。

熟地 20g，鹿角胶 10g（烊化），肉桂 3g，麻黄 3g，炮姜 1.5g，白芥子 6g，当归 15g，黄芪 30g，桔梗 10g，白芷 10g，蜈蚣 1 条（研冲），生甘草 6g。水煎服。

推车散（推车虫研末），吹入瘘管内，每日 1 次，连用 1 周。

疮口外敷莱菔膏（熟萝卜 30g 与白糖 3g 共捣如泥），每日 1 次。

次日，创口处脱出死骨一小块，3 日后又脱出死骨一块。服药 30 剂疮口愈合，又进 10 剂痊愈，后无复发。

按语：慢性化脓性骨髓炎，属中医学"附骨疽""贴骨疽""附骨流注"范畴，临证分寒凝血滞、热毒壅盛、气血两虚三证。本案乃血虚阳衰，无力托毒而成附骨疽。方中重用熟地，益肾填精，大补阴血，任为主药。鹿角胶乃血肉有情之品，生精补髓，养血助阳；肉桂温阳散寒而通血脉，共为辅药。麻黄、姜炭、白芥子协助肉桂散寒导滞而化痰结，熟地、鹿角胶虽滋腻，然得姜、桂、麻黄、白芥子诸辛味药之宣通，则通而不散，补而不滞，寓攻于补，相辅相成。加当归、黄芪，方名当归补血汤，为疮疡溃后，久不愈合者之用方。白芷用于疮疡肿痛，未溃者能消散，已溃者能排脓，为消肿排脓止痛之良药。桔梗载诸药上行，且具开宣上焦、散结排脓之功。蜈蚣解毒散结，通络止痛。诸药相伍，共奏温阳散寒之功，而成养血通脉之剂，则托毒有力，附骨疽得愈。

案例 2

陆某，男，20 岁。1975 年 6 月 15 日初诊。

左膝关节疼痛月余，局部肿大，皮色不变，经 X 线摄片诊为左股骨下端慢性骨脓肿。舌质淡红，舌边有齿痕，苔白，脉沉弦。

辨证：阴寒痰毒凝滞筋骨。

治法：温阳解凝，散寒通滞。

方药：阳和汤加味。

熟地 30g，鹿角胶 6g（烊化），肉桂 6g，炮姜 3g，麻黄 3g，白芥子 3g，蜈蚣 1 条（研冲），炮山甲 15g，黄芪 20g，赤灵芝 10g，当归 15g，苡仁 15g，赤芍 12g，怀牛膝 15g，生甘草 3g。水煎服。

迭进 14 剂，肿痛减轻，续进 10 剂，经 X 线摄片证实痊愈。

按语：慢性骨脓肿，属特殊型慢性骨髓炎，中医学仍按附骨疽治疗。此案即属"膝理一开，寒凝一解，气血乃行，毒亦随之清矣"之证，故主以阳和汤温阳解凝，散寒通滞，功似麻黄汤，发越人之阳气，通营达卫，而通肌腠。药用鹿角胶、大熟地，大补肾精阴血，密骨生髓；白芥子可去皮里膜外之痰结；炙甘草调和诸药并解毒；当归补血汤，大补气血，调和营卫；伍以炮甲、赤芝、赤芍、怀牛膝、苡仁，通脉导滞，化浊解毒。诸药合用，则肿消毒解，而阴疽得除。

48. 痄腮

柴胡龙胆方证案

生某，男，36 岁，工人。1978 年 12 月初诊。

1 周前，患者夜晚入睡时，始感耳后下方疼痛，次日晨起即见隆起，进食时有酸胀感，夜间即感发冷发热，在厂卫生室诊为"腮腺炎"，给予青、链霉素肌注，且给解热镇痛药口服，病情无好转，双侧腮部肿胀高突，继而患者又感双侧睾丸疼痛，轻度红肿，急来求诊。既往无腮腺炎病史。

诊断：病毒性腮腺炎并发睾丸炎。

辨证：温毒结于少阳而传入厥阴。

治法：和解少阳，清泄厥阴邪毒。

方药：柴胡龙胆方化裁。

柴胡 15g，黄芩 12g，半夏 10g，党参 15g，龙胆草 12g，栀子 10g，车前子 12g（包），泽泻 12g，白花蛇舌草 15g，半枝莲 15g，夏枯草 12g，荔枝核 12g，甘草 10g，生姜 5 片，大枣 5 枚。水煎服。

服 6 剂后，双侧腮肿消失，唯睾丸挤按时仍疼痛，质稍硬，上方加炮甲 6g（研冲），5 剂后，诸症豁然。

按语：病毒性腮腺炎，属中医"发颐""痄腮"范畴。盖因少阳内主三焦，外主腠理，故予小柴胡汤以达表和里，升清降浊。足少阳胆经"下耳后"，"出走耳前"，"下经颊车"，足厥阴肝经"循股阴","过阴器",发病在肝、胆经经脉所过部位。故合入龙胆草、山栀、泽泻、车前子,乃寓龙胆泻肝汤之意,既泻肝胆实火,又清肝胆湿热,于是三焦之郁火得清,肝胆之湿热得除,则病臻痊愈。

49. 乳痈

小陷胸汤证案

潘某,女,27岁。1973年11月3日初诊。

患者于产后月余患急性乳腺炎,来我院求治。发热,恶寒,头痛,口渴,右侧乳房明显肿大,局部红肿发硬,触之则痛剧,舌苔黄腻,脉弦数。

辨证:肝胃蕴热,乳络阻塞而成乳痈。

治法:疏肝和胃,通络散结。

方药:小陷胸汤化裁。

处方:黄连10g,姜半夏10g,全瓜蒌20g,牛蒡子10g,炮山甲3g,当归尾10g,益母草15g,生甘草6g。水煎服。

局部用芒硝30g以热水冲溶渍渍。

治疗三日,家人欣然相告乳肿消退,诸症若失,续治1周,病臻痊愈。

按语:乳痈为妇女乳房急性化脓性疾病,多为肝胃蕴热,乳络阻塞不通而致。初期未成脓,以乳络阻滞而致肿痛为主,故以小陷胸汤清热涤痰开结为治。方中黄连清热、泻火、解毒,为疗疔毒痈肿之要药;半夏燥湿散结,以消痈疽肿痛;全瓜蒌甘寒滑润,既能上清肺胃之热而涤痰导滞,又能宽中下气而开胸散结,故为乳络阻塞之乳痈必用之药。方加炮甲、当归、牛蒡子、益母草、生甘草,增其软坚散结、活血通络、消肿止痛之力。

50. 乳癖

阳和汤证案

王某,女,39岁。1977年3月10日初诊。

素体阳虚,形寒肢冷,双乳房触痛,乳中结核,形如鸡卵,质地坚实,边缘整齐,皮核不相亲,皮色不变,乳头无凹陷。舌质淡,苔薄白,脉沉细。

诊断:乳腺小叶增生症。

辨证:血虚肝郁,痰气凝滞。

治法:养血疏肝,化痰开结。

方药:阳和汤加味。

熟地30g,鹿角霜18g,白芥子6g(炒,打),肉桂3g,麻黄1.5g,炮姜1.5g,王不留行15g,麦芽15g,土贝母9g,香附10g,夏枯草12g。水煎服。

服4剂而肿块消散,继服4剂,诸症悉瘳,1年后追访未复发。

按语:乳房囊性增生症,又称乳腺小叶增生症,属中医学"乳癖"范畴。此证多系肝郁痰凝血滞而致,亦有兼冲任失调者。故予以阳和汤加王不留行、麦芽、土贝母、香附、夏枯草等药,以开痰结,散瘀滞,调冲任,而乳癖得以消散。

51. 鼻渊

既济解毒汤证案

辛某，男，23岁。1989年6月初诊。

十余天前，外感后头痛，鼻塞，流清涕，时恶寒发热，服羚翘解毒丸、感冒胶囊等，诸症消失，惟头痛仍存，以胀痛为著，鼻塞，不闻香臭，拍X线片示："双上颌窦炎"。查血：白细胞 $11.5 \times 10^9/L$，中性粒细胞83%。诊为"急性上颌窦炎（双）"，给予青霉素、卡那霉素肌注1周，头痛有增无减，流黄脓涕，难以擤出，延余诊治。舌红，苔黄腻，脉滑数。

辨证：邪郁少阳，胆热上移，而致鼻渊。

治法：清泄上焦郁热，兼以通窍化浊。

方药：既济解毒汤加味。

柴胡18g，黄芩15g，黄连10g，酒大黄10g，桔梗12g，升麻6g，连翘12g，当归15g，银花30g，苍耳子12g，辛夷12g，皂刺15g，甘草10g。水煎，去渣再煎，温服。

服药5剂，脓涕大量排出，头痛减，服至12剂，诸症消失，为巩固疗效继用5剂。

按语：急性鼻窦炎，属中医"鼻渊"范畴，是鼻窦黏膜急性炎症。初为肺经蕴热，继则邪热传里，胆经热盛，循经上移，熏蒸鼻窍而成，治当清热解毒，疏泄肝胆郁火。既济解毒汤，方出《卫生宝鉴》，主治"上热，头目赤肿而痛，胸膈烦闷，不得安卧"之证，即为上部的柴胡汤证而设。方寓小柴胡汤，去甘温辛热之参、夏、姜、枣，透理三焦以清肝胆经热邪。经云："热盛则肿。"故用黄连、连翘苦寒之性，以清上焦之热，而散结消肿；升麻、桔梗，载苦药上行直达病所；当归和血脉而止头痛。既济为卦名，上坎下离，即上水下火，酒煨大黄，引诸药上行至颠，既而驱热下行，故方名冠以既济。本案方加银花、苍耳子、辛夷、皂刺，可通鼻窍，并增其清热解毒之力。诸药合用，则热毒得解，鼻窍得通，而病得愈。

小柴胡汤证案

王某，男，18岁，学生。1991年3月初诊。

头痛胀重，鼻流浊涕约1年。1年前，患者因"感冒"而头痛，流浊涕，鼻塞，当时未在意，后感头痛加重，且胀闷困重，鼻流浊涕，服复方新诺明、鼻炎丸、藿胆丸等药，病情未见好转，且夜间失眠多梦，白昼多寐易困，上课稍用脑即头痛思睡，每遇感冒后，即流浊涕，头痛加重，口苦咽干。拍X线片示"双额窦炎"。脉弦数，舌红，苔黄腻。

辨证：肺失宣发，肺窍不利；少阳郁热，上移于脑。

治法：和解少阳，清窍散郁，涤热化痰。

方药：小柴胡汤加味。

柴胡20g，黄芩12g，半夏10g，党参12g，龙胆草12g，桔梗12g，夏枯草12g，天竺黄10g，胆星10g，竹茹12g，苍耳子10g，辛夷10g，甘草10g，生姜10g，大枣10g。水煎服。

5剂后病情大减，15剂后涕量大减，色白，30剂后诸症消失，为巩固疗效，调方如下：

柴胡12g，黄芩12g，半夏10g，党参15g，苍耳子12g，辛夷12g，甘草10g，生姜10g，大枣10g。水煎服。

服药10剂，病臻痊愈，随访半年，未复发。

按语：鼻窦炎，属中医鼻渊范畴。《素问·气厥论》云："胆移热于脑，则辛頞鼻渊，鼻渊者，浊涕下不止也。"故调达气机，清泄胆火，乃治鼻渊之正法。方以小柴胡汤清散少阳被郁之火，佐以龙胆泻肝汤清泄胆热，利湿通窍。《本草求真》谓，苍耳子"上而脑顶，下而足膝，内而骨髓，外而皮肤，靡不病证悉除"，故取其宣肺通窍，而疗鼻渊头痛。《本草便读》云，辛夷"禀春阳之气，味薄而辛，具香窜之能，气温且散，开窍搜邪于肺部，鼻塞堪通"。故苍耳子、辛夷为治鼻渊之专药。诸药合用，肺窍得肃，胆热得清，枢机得调，而鼻渊得愈。

柴葛解肌汤证案

阎某，女，24岁，工人。1981年10月初诊。

1周前，始感轻微发冷发热，头痛不适，未在意，渐感症状加重，双目胀痛，伴前额胀闷沉重，鼻干无涕，口干口苦，咽燥，服"羚翘解毒丸"不效。血常规检查：白细胞 12×10^9/L，中性粒细胞88%。胸透正常。拍鼻旁窦片示"双额窦积脓"。诊为"急性双额窦炎"。舌红，苔黄腻，脉滑数。

辨证：三阳热盛，上扰鼻窍。

治法：清解三阳。

方药：柴葛解肌汤加味。

柴胡18g，葛根30g，黄芩12g，生石膏30g（先煎），羌活15g，白芷15g，芍药12g，桔梗12g，辛夷10g，苍耳子10g，银花30g，菊花15g，甘草10g，皂刺15g，穿山甲10g，生姜3片。水煎服，每日1剂，分2次服。

服药3剂后，头痛即减，有黄脓涕擤出，量多，质稠，有臭味。服药6剂，涕量减少，不甚黄，质较清稀，上方去穿山甲、皂刺，加黄芪15g，当归12g，川芎12g。又服6剂，诸症悉除。续服药1个月，X线拍片未发现异常，血常规检查正常。

按语：此案患者因外感风寒而发热、头痛、鼻塞，继而邪传阳明、少阳，此乃三阳合病，故予《伤寒六书》之柴葛解肌汤治之。方中葛根、白芷解阳明正病之邪；羌活解太阳不尽之邪；柴胡解少阳初入之邪；石膏、黄芩以治诸经之热而清阳明；芍药敛诸散药不令过汗；桔梗载诸药上行三阳以为舟楫，又具排脓消痈之功，且可引领辛夷、苍耳子、银花、菊花、山甲诸药上达双额以除鼻渊；甘草调和药性，姜枣调和营卫。复诊时去软坚透达之山甲、皂刺，入益气活血通络之黄芪、当归、川芎，则病渐缓解。

52. 目疾

小柴胡汤证案

李某，女，25岁，农民。1989年3月初诊。

双目红赤，视物模糊1周。1周前，生气后即感双目视物稍感模糊，即以手揉之，愈揉愈重，且渐现红赤，遂来本院眼科就诊，诊为"病毒性角膜炎"，给予抗生素、激素局部应用，病情未见好转，且渐加重，视物极为模糊，来求中医治疗。来诊时，口苦咽干，目赤多眵，舌红，苔黄，脉弦细。

辨证：肝胆郁热，上熏目窍。

治法：清解肝胆火热。

方药：小柴胡汤加味。

柴胡20g，黄芩12g，黄连6g，党参12g，青葙子12g，夏枯草15g，石决明15g，大青叶15g，板蓝根15g，贯众15g，沙苑蒺藜12g，车前子12g（包），茺蔚子12g，野菊花15g，甘草10g。水煎服。

5剂后，病情好转，服药12剂，病臻痊愈。

按语：此案病人属肝经火盛而致混睛障，治宜清解肝胆火热，主以小柴胡汤，佐以清肝明目、涤热解毒之品，则火热之邪得解，睛障得除。沙苑子、车前子、茺蔚子具养肝肾明目之功。诸药合用，乃扶正祛邪之治。

清毒保目汤证案

王某，男，19岁。1977年9月13日初诊。

时发"天行赤眼"十余天。白睛起赤，多泪羞目，兼有头痛，恶寒，发热，鼻塞，口苦咽干，纳呆，舌红苔黄，脉弦数。

辨证：脾胃素有积热，外感时气邪毒，肝胆火炽上扰。

治法：清热疏风。

方药：清毒保目汤化裁。

柴胡10g，黄芩6g，蝉衣15个，桔梗6g，当归6g，连翘10g，防风6g，牛蒡子10g，川芎3g，芥穗3g，赤芍3g，薄荷3g，栀子6g，灯心草2g，龙胆草3g，甘草3g。水煎，去渣再煎，温服。

另予业师牟永昌公家传冰梅洗方：黄连、当归、栀子、乌梅、郁李仁、炉甘石、甘草各3g，冰片1g，布包开水冲泡，然后熏洗双眼。

用药1周，病臻痊愈。

按语：清毒保目汤，方出《疡医大全》，乃为"痘毒攻目"而设之柴胡剂，今多用于"赤眼""火眼""眼丹"等以风火、风热表现为主者。本案主以柴胡、黄芩以散郁清火；归、芍、芎以活血通络，养血柔肝；余药俱以散风除热为用；甘草解毒，调和诸药。于是时疫之毒得解，肝胆上扰之火邪得清，眼络得通，目精得养，而"火眼"遂解。

家师牟永昌公家传之冰梅洗方，以其清洗、熏蒸之法，清热解毒，而治"火眼"；又因具软坚散结之功，可防治目翳胬肉。

53. 痛经

阳和温经方证案

程某，女，23岁。1975年8月20日初诊。

16岁月经初潮，后期而至，量少色暗。经前三日小腹始痛，经行尤著，且伴胃脘隐痛，面色苍白，手足不温，腰酸体倦。舌淡，苔白，脉沉细。

辨证：寒凝胞宫，冲任失调。

治法：温经散寒，调补冲任。

方药：阳和温经方加减。

熟地20g，肉桂6g，鹿角胶6g（烊化），黄芪20g，当归12g，怀牛膝15g，巴戟天10g，桂枝10g，白芍15g，地龙10g，醋元胡10g，小茴香3g，麻黄6g，白芥子6g，炮姜3g，吴茱萸6g，川芎10g，炙甘草6g。水煎服。

于经前一周服5剂，经候如期，色量如常，痛经消失，复于下次经前一周服5剂，而病臻痊愈。

按语：阳和温经方由阳和汤合四物汤、黄芪建中汤加减而成。阳和汤为温补和阳、散寒通滞之良剂；合入四物汤、怀牛膝、巴戟天补血调经；黄芪建中汤乃小建中汤加黄芪而成，且与四物汤为伍，兼有当归建中汤之意，可温补气血，缓急止痛。小茴香、醋元胡，可温经散寒止痛。故阳和温经方具温经散寒、通脉导滞、调补气血、温督益任荣冲之用，对寒凝胞宫，经脉失养之痛经，证见四肢不温，小腹冷痛，喜暖喜按，月经量少色淡，脉象沉细或迟细，舌质淡红苔白者，卓有成效。冲脉隶属阳明经，本案经来胃脘痛，乃冲任亏虚，冲气上逆，迫胃气上逆，气机运行不畅所致，故加吴茱萸，取其温胃散寒、开郁化滞之功，以疗心腹之冷气。

小温经汤证案

张某，女，18 岁。1981 年 2 月 9 日初诊。

2 年前月经初潮，初潮时即经来腰腹痛重，但可忍受，后因经期受寒而使痛经加重，每于经来 1～2 天内，疼痛难忍，叫哭滚跌，甚至厥逆，不省人事，曾服过中药及鹿胎膏、益母草膏等不效。面色苍白，形体一般，脉沉细，舌淡苔白，舌边有瘀斑。

辨证：寒凝血滞，胞脉涩滞，气机不畅。

治法：调达气机，温经散寒，濡养冲任，活血通经。

方药：小温经汤化裁。

处方：桂枝 10g，白芷 10g，白术 10g，川芎 10g，酒芍 10g，熟地 12g，枳壳 10g，酒归 12g，川羌 10g，柴胡 10g，砂仁 10g，黄芩 3g，香附 12g，炒小茴香 12g，元胡 10g，生姜 3 片。水煎服，每于经前 2 天开始连服 5 剂，连服 3 个周期为一疗程。

服用一疗程而愈。

按语：小温经汤出自《寿世保元》，由桂枝汤合四物汤、小柴胡汤、四逆散、枳术丸加减而成，主要功效是温经通脉。桂枝汤和营卫，补气血，任为主方；辅以四物汤理血调冲任；佐以小柴胡汤、四逆散，阴阳二枢并调，俾枢机得利，气机得畅；伍枳术丸、砂仁，则心腹胀满可除。川羌、白芷、柴胡乃三阳经引经药，通达三阳，则督脉可通；归、芍、香附、小茴香养肝阴、疏肝气，则冲任可调。

54. 闭经

加味八物汤证案

修某，女，23岁。1989年10月初诊。

闭经2年。2年前，逢高考之际，精神异常紧张，又值经期，当时经量极少，不足期而闭止，再来经时，又值落榜，极度苦恼烦闷，不及一日即止，且量极少。后再未行经，且纳呆不寐，形体渐弱至衰，头发枯燥而稀落，面色苍白，畏寒肢冷，白带极少。曾服鹿胎膏、益母草膏及活血中药多剂，均未奏效。脉沉细弱，舌淡，苔薄白。

辨证：气血亏虚，气机不利。

治法：益气养血，理气散寒。

方药：八物汤化裁。

处方：当归15g，白芍15g，川芎12g，熟地30g，红参10g，茯苓12g，白术12g，柴胡10g，黄芩10g，香附15g，小茴香10g，肉桂12g，炙甘草10g。水煎服，每日1剂，分2次服。

服药20剂，自感精神、体力、饮食及睡眠均有好转，白带稍多，观之面颊稍有红润。原方加仙灵脾10g，巴戟天10g，继服。服至19剂时月经来潮，量少，色暗淡，无不适感。经来第5天，令其再服上方12剂，待经后25日，改服桃红四物汤方5剂，月经又至，量较前为多，为巩固疗效，令服乌鸡白凤丸以扶正补虚，服益母草膏以养血调冲。

按语：加味八物汤出自《寿世保元》，由八珍汤合小柴胡汤去半夏，加香附、小茴香而成，原为"室女十七八岁，经脉不通"证而设方。本案患者闭经，形体衰弱，纳呆，不寐，畏寒肢冷，乃脾胃受伤，气血俱弱之证，故主以八珍汤。高考落榜，苦恼烦闷，气血俱弱，故以小柴胡汤调达气机，疏肝达郁；香附、肉桂、小茴香暖胞宫，通冲脉。诸药合用，脾胃得健，肝气得疏，冲任得调，故月事正常。

55. 崩漏

活血清宫方证案

初某，女，38 岁。1997 年 3 月 19 日初诊。

阴道淋沥下血已两年，曾多次检查，均诊为"功能性子宫出血"，多方治疗无效，月经仍淋沥不止，时多时少，时淡时暗，曾行刮宫术 5 次，术后可缓解，数日又发作。现症：精神极度委顿，形体瘦弱，面色萎黄，唇、舌、爪甲淡白，头晕，耳鸣，目眩，心悸，乏力，腰膝酸软冷痛，肢体麻木，动则气喘。舌淡红，白薄苔，脉细微。

辨证：中气下陷，血失统摄，溢于脉外，滞于经隧。

治法：急则治其标，先施祛瘀行滞之法，使新血归经。

方药：活血清宫方化裁。

怀牛膝 30g，川芎 10g，当归 15g，熟地 15g，丹皮 15g，赤芍 15g，桃仁 15g，红花 15g，土元 15g，水蛭 15g，丹参 15g，益母草 30g，炮山甲 12g，皂刺 12g，酒川大黄 10g，香附 15g，柴胡 15g，三七 10g，王不留行 15g，路路通 15g，炙甘草 10g。水煎服。

再诊时自述服药 4 剂血即止，遂宗归脾汤和五子衍宗丸意，加鹿角胶、龟甲胶、阿胶，为汤剂，调服月余，月经来潮。经期再服活瘀清宫方3剂，以防复发，结果5天月经干净。经后服用归脾丸、五子衍宗丸、左归丸，以善其后。再次月经来潮时仍给予活瘀清宫方3剂，月经按期而尽。继服"三丸"约3个月，身体基本康复，至今5年未再发。

按语：何以活血祛瘀行滞清宫即可使漏停血止呢？《素问·上古天真论》曰："女子七岁，肾气盛，齿更发长；二七天癸至，任脉通，太冲脉盛，月事以时下。"说明产生月经的要素是肾气、天癸、冲任二脉。元气充盛则天癸至，天癸至则主司阴脉的任脉通行，主司精血的冲脉充盛，二者又均起于胞中，灌精血以充濡胞宫，因而产生月经。月经虽已产生，但影响其正常与否的因素却很多，如气血的和调，肾气对精血的气化和推动，脾的运化和对血的统摄，肝的疏泄和对血液的藏纳，心的主血脉和对外界事物的"任物"功能等，任何一方失调，均可导致月经周期、经期、经量出现紊乱，或致崩漏下血。另外，肾失温化，血行不畅，瘀血阻滞经隧，血不归经，或脾失统摄，肝失藏纳，心的血脉失主，均可使其血溢脉外，而见出血。离经之血不能消散和排出即为瘀血，崩漏出血或突然大量出血，血下之排之不及而成瘀，或长期反复出血，下之排之不净而留瘀。因而瘀血留滞，血不归经，使崩漏缠绵不愈，经月逾年，或反复发作，本案即属此证。故急当治标，治标法当活血祛瘀，行滞清宫，故立活血清宫方。方寓血府逐瘀汤合大黄䗪虫丸。前者主以理气导滞，活血通脉，后者为久病血瘀之用方。方中重用牛膝，调冲任，和血脉，引血下行，为主药；辅以桃红四物汤活血化瘀；柴胡、香附理气而行滞，丹参、益母草、丹皮活血散瘀，炮山甲、皂刺、土元、水蛭、王不留行、路路通消瘀散结，大黄荡涤留瘀败血，三七祛瘀安新，共为佐药；炙甘草调和药性，为使药。诸药合用，瘀去宫清，冲任自调，而血自止。血止后，再予归脾丸、五子衍宗丸、左归丸，养肝肾，益心脾，和气血，最终使任通冲盛，月事以时下。

升阳举经汤证案

梁某，女，23 岁。1987 年 10 月初诊。

经期过长、经量过多已 1 年余。1 年前，病人因月经期劳累及上火，当即月经量较多，经期延长，持续近月。止后 3 天，月经再次来潮，量多，色淡红，经期约 10 天，且感头晕心悸，乏力神疲，面色苍白，纳呆，在妇科诊断为"功能性子宫出血、贫血"，经服补血止血药病情缓解。之后月经周期延长，间隔约 4 个月来潮。初起量极多，色淡红，渐减少，但虽经多法数月治疗，仍淋沥不断，且全身症状加重，基本不能进行体力劳动。脉沉细弱而数，舌淡白，苔黄。此次经行已 10 天，量极多，故求治。

辨证：脾虚不摄，肝火旺盛，血不归经，日久气血双亏。

治法：益气养血，升阳清肝。

方药：升阳举经汤加味。

黄芪 30g，白术 12g，党参 12g，当归 10g，陈皮 4.5g，炙甘草 4.5g，柴胡 6g，升麻 3g，白芍 12g，炒栀子 12g，阿胶 12g（烊化），大枣 10g，三七 6g（冲）。水煎，去渣再煎，温服，每日 1 剂，分 2 次服。忌食辛辣之品。

服药 7 剂，经净血止，但全身症状仍存，上方去三七，加熟地 15g，枸杞子 15g，服药 20 剂，诸症大减。估计其将近经期，调桂枝茯苓丸易汤 3 剂，经至，继服原方 5 剂，经净，再调服数剂，全身症状基本消失，给归脾丸以善其后。

按语：升阳举经汤，方出李东垣《内外伤辨惑论》，具益气升阳、凉血退热之功，用治"脾虚气弱，崩漏下血"之证。方由补中益气汤加白芍、栀子而成。本案患者经色、形体均为

脾虚之状，故主以补中益气汤，补脾益气，升阳举陷；因经期
劳累情绪躁动，而又有肝郁化火之病机，故方加白芍、栀子，
于是方中又寓有加味逍遥散之意，可疏肝健脾，和血调经。诸
药合用，脾摄有权，肝火得清，气血得补，冲任得调，则病愈
经调。

56. 妊娠恶阻

小柴胡汤证案

王某，女，26 岁，农民。1990 年 5 月初诊。

停经 50 天，恶心剧吐约 10 天。患者既往体弱，劳则眩晕
体疲，然月经尚正常，此次约 50 天末至，于大约 10 天前，晨
起感恶心，进食后即刻呕吐，此后，进食则吐，严重时，呕吐
物带有鲜血。来诊时，病人呈痛苦容貌，舌红，苔薄黄，少
津，脉弦细数。查妊娠试验（＋）。

诊断：早孕，妊娠恶阻。

辨证：冲气上逆，胃失和降。

治法：调达气机，和胃降逆。

方药：小柴胡汤加味。

柴胡 12g，黄芩 12g，半夏 10g，党参 12g，竹茹 15g，桑
寄生 10g，甘草 6g，生姜 5 片，大枣 5 枚。水煎服。

服药 3 剂后，呕吐大减，可进少量饮食，又加砂仁 10g，
服 4 剂后，呕吐止，惟感恶心，此乃正常生理现象，以苏梗
6g，桑寄生 6g，山楂 6g，煎汤代茶饮。

按语：本案证属素体肝肾不足，妊娠而阴血趋下养胎，而
阳气浮越于上，冲脉之气夹胃气上逆，而致妊娠恶阻。治宜调

达枢机，和胃降冲。予以小柴胡汤加竹茹，调达气机，和胃降逆。桑寄生，为寿胎之要药，《本草求真》谓其"感桑精气所生，味苦而甘，性平而和，不寒不热，号为补肾补血之要剂。"本案患者素体禀赋不足，冲任亦虚，故以桑寄生养肝肾，调冲任，扶正安胎。

57. 不孕

益元荣冲方证案

王某，女，25岁。1991年8月24日初诊。

婚后2年未孕，闭经6个月，男方检查无异常，追问其病史，发现月经自初潮后，经常5~8个月来潮一次，量少，色淡，经期两天左右。彩超检查示：子宫大小为4.0cm×2.8cm×1.5cm。精神不振，面色少华，形体消瘦，六脉沉细，舌苔薄白。

辨证：肾元亏虚，胞宫失充，冲任不调。

治法：益肾填精，养血荣冲。

方药：益元荣冲方加减。

菟丝子12g，车前子12g（包），覆盆子12g，枸杞子12g，五味子12g，肉桂10g，制附子6g，紫石英30g，鹿茸1g（研冲），仙茅12g，仙灵脾15g，炒艾叶10g，小茴香10g，当归15g，川芎10g，熟地黄15g，丹皮12g，白芍12g，芡实15g，山药12g，白术15g，人参10g，杜仲12g，巴戟天10g，补骨脂10g，首乌15g，甘草6g，大枣10g。水煎服，每日1剂。

加减服用36剂后，月经来潮，但仍量少色淡，彩超检查示：子宫大小为5.2cm×3.5cm×2.0cm。嘱其按法服药。

时隔五个月后再诊，按要求服药，其间月经来潮两次，均四十余日而至，量较前增多，但本次月经近两个月未至并感胃脘部不适十余日，伴恶心，恶闻食气，患者疑为中药反应。神色尚可，脉滑数，舌苔薄白，脉证合参，疑为早孕，即做妊娠试验，确为阳性。见其体弱，予十全大补丸、五子衍宗丸，服至孕3个月余。足月后顺产一女婴，母子均体健无恙。

按语：中医学认为，经带胎产与肾气、冲脉、任脉、天癸关系密切。《素问·上古天真论》云："女子七岁，肾气盛，齿更发长；二七天癸至，任脉通，太冲脉盛，月事以时下，故能有子。"叶天士《临证指南医案》亦云："不孕，经不调，冲脉病也。"可见月经按期至否，有子否，均与肾气、冲任、天癸有密切关系。因此，临证以益肾填精法为主，使肾元充足，佐以调冲养血，使冲任和调，而立益元荣冲方，以治疗子宫发育不良症，俾元气充盛，天癸自至，月经调而有子，故临床能获得满意疗效。益元荣冲方，由《金匮要略》之当归散，合《辨证录》之温胞散、《丹溪心法》之五子衍宗丸、经验方二仙汤加减而成。方中主以温胞散，温肾暖胞，调冲任，专治妇人胞宫寒冷不孕；辅以五子衍宗丸，益肾填精；附、桂、鹿茸、紫石英、二仙、巴戟天、艾叶、小茴香之属，温肾暖宫以补肾阳而振元气，故曰"益元"，此即《素问》"从阴引阳，从阳引阴"及宋·朱肱"阳根于阴，阴本于阳，无阴则阳无以生，无阳则阴无以长"之意。佐以当归散、大枣、首乌以养血荣冲；丹皮一味，既能入血化瘀，又能清透阴分伏火，而防温补之品助火太甚；使以甘草调和诸药。本案属肾元亏虚，胞宫失充，冲任不调之不孕，诸药合用，则元气振奋，肾精充足，冲任胞脉通盛，胞宫复生，故而受孕有子。

附：《辨证录》温胞散：人参、白术、山药、芡实、杜仲、菟丝子、巴戟天、补骨脂、肉桂、附子。

《丹溪心法》五子衍宗丸：菟丝子、车前子、五味子、枸杞子、覆盆子。

58. 解 颅

补肾地黄丸证案

衣某，男，6个月。1972年9月12日初诊。

患儿颅缝开裂，前囟宽大，青脉暴露，头额前突，白睛显露，目珠下垂，如落日之状。神情呆滞，形瘦颈细，指纹青淡。县医院儿科诊为脑积水，延余诊治。

辨证：肾元不足，气血双亏。

治法：利湿解痉，培元益肾，大补气血。

方药：（1）加味封囟散外敷。

柏子仁120g，天南星30g，防风30g，羌活30g，白芷30g，共为细末。每日用60g，以猪胆汁调均，按颅裂部位摊敷，并以纱布包扎，干则润以淡醋，或润以乳汁，每日敷1次。

（2）补肾地黄丸加钩藤、龙骨、牡蛎，共研细末，炼蜜为丸如梧子大，每次6g，每日服3次。

经上方治疗3个月后，患儿家长欣然陈述，颅缝闭，病臻痊愈。为巩固疗效，予扶元散服用半年。

按语：解颅为缠绵难愈痼疾，其预后，《幼幼集成》云："然人无脑髓，犹树无根，不过千日，则成废人。"《中国医学大辞典》云："患此者，必难养育，即使长大，亦成废人。"均提示预后不良。治之之法宜外敷利湿解痉之加味封囟散，内服培元补肾、益气养血之补肾地黄丸，标本兼治。若脾肾两虚，宜脾肾双补之扶元散。继发于温病，而见虚风内动，水湿阻滞者，佐以渗湿通络、柔肝息风之品。

封囟散出自《医宗金鉴》，由柏子仁、天南星、防风组成。柏子仁味甘而补，辛平而润，能透达心肾，益脾肾。《神农本草经》云"益气"，《名医别录》云"益血"，其功主要在补。防风、南星相伍，即《本事方》玉真散，意在疏风、胜湿、解痉、平督脉之病厥。家父吉忱公加白芷、羌活，名曰加味封囟散。取白芷芳香透窍，可疏风、温通、利湿、消肿；羌活辛平味苦，祛风燥湿，散血解痉，可治"颈项难伸"。二药伍防风、南星，则增强利湿消肿、解痉平厥之效。

补肾地黄丸方出自《证治准绳》，由六味地黄丸加牛膝、鹿茸（醋炙）而成。方以六味地黄丸滋阴益肾，加牛膝补肝肾、利血脉，鹿茸为血肉有情之品，其性温煦而功专补虚，有补督脉、生精髓、强筋骨之效。本案于补肾地黄丸加钩藤、龙骨、牡蛎，以增其清窍息风之效。

加味封囟散养血解痉，利湿消肿，补肾地黄丸补肾益髓，益气养血，标本兼治，协同奏效，俾肾强髓密，气充血足，痉解络通，囟封颅合，肿消水除，病臻痊愈。予扶元散，脾肾双补，以善其后。

附：《医宗金鉴》扶元散：熟地黄、茯苓、茯神、黄芪、当归、川芎、白芍、人参、白术、山药、石菖蒲、炙甘草。加生姜、大枣，水煎服。

59. 瘛疭

牛黄定瘛散证案

于某，男，3岁。1969年5月7日初诊。

患儿于4月份，以病毒性脑炎入院治疗，两周后，病愈出院。3天前，头部不自主摇动，挤眉弄眼，手舞足蹈，喉中痰声辘辘，继则发热目赤，神志不清，西医诊为小儿舞蹈病。舌红苔黄，脉弦数，指纹青紫。

辨证：痰热蕴结，肝风内动。

治法：清热化痰，息风定搐。

方药：牛黄定瘛散。

牛黄0.3g，麝香0.3g，镜砂1.5g，天竺黄6g，蝉衣6g，大黄3g，甘草3g。共研细末，分12次用，每日3次，以钩藤6g煎汤送服。

3天后复诊，诸症豁然，神志清，抽搐息。仍宗原方加羚羊粉3g续服，并佐服六味地黄丸、天王补心丹。

1年后追访无复发。

按语：小儿舞蹈病系急性风湿性脑病的主要表现。多见于5～15岁儿童。临床特征为不规则地出现不自主运动，伴有自主运动障碍，肌力减弱和情绪改变。多数病人在起病前1～6个月有溶血性链球菌感染史。半数以上患者在病程中（或前后）伴有风湿病的其他表现，如关节炎、心肌炎、心内膜炎、心包炎等。个别病例可由脑炎、猩红热、白喉、红斑狼疮、甲状腺机能减退、缺氧性脑病、一氧化碳中毒等引起。最初表现为情绪不稳定，注意力不集中，肢体笨拙，无目的、不规则地舞蹈样不自主运动。多数病人情绪不稳，易兴奋而失眠。严重者可有意识模糊、妄想幻觉、躁动、木僵等，妨碍进食、行走和休息。

本病属中医学"瘛疭"范畴。瘛，抽掣也，筋脉牵缩之谓；疭，纵缓也，筋脉纵伸之谓。本案即属热病后期，邪犯清窍，肝风内动而发瘛疭。牛黄定瘛散，乃余蒙师牟永昌公之家传方。药用牛黄，味苦性凉，其气芳香，具涤热清心、开窍豁痰、凉肝息风、镇惊定搐之效；麝香辛温芳烈，可开窍醒神。其化痰定惊有赖于牛黄，开窍醒神有恃于麝香，共为主药。天竺黄味甘性守，清热豁痰，凉心定惊，为主治痰热证之佳品；镜砂甘寒质重，寒能清热，重可镇怯，镇心定惊，为治惊恐抽搐证之必需品；蝉衣甘寒，善于平肝息风；大黄苦寒，长于苦降泄热，共为辅药。甘草清热解毒，调和药性，任为佐使药。方中大黄伍甘草，乃《金匮要略》之大黄甘草汤，乃泄热去实之剂。诸药合用，可清心解热，平肝息风，豁痰开窍，镇惊定搐。钩藤煎汤送服，取其息风定搐之用。二诊时加羚羊角，以清肝明目，涤热清心。

小儿脏腑娇嫩，脾常不足，肝常有余，一俟病势减弱，不可久服牛黄定搐散，以杜苦寒伤正之虞。应以扶元固本，培养脾胃为主，佐以平肝息风，宜用《医宗金鉴》缓肝理脾汤（桂枝、人参、茯苓、白芍、白术、陈皮、山药、白扁豆、炙甘草、煨姜、大枣）。该方寓《伤寒论》之桂枝人参汤、《金匮要略》之苓桂术甘汤、《局方》之四君子汤诸方，可补脾益胃，以助后天之本。或用六味地黄丸、天王补心丹，育阴益元，养血益心。

六味地黄丸证案

谭某，男，5岁。2008年8月1日初诊。

患儿患多动症1年。症见手足瘛动，挤眉弄眼，不能自已。舌红少苔，脉弦细。

辨证：肝肾亏虚，阴虚风动。

治法：益养肝肾，滋阴息风。

方药：六味地黄丸合孔圣枕中丹意化裁，佐服牛黄定搐散。

生熟地各10g，山萸肉12g，山药12g，茯神10g，枸杞子

15g，菟丝子 12g，女贞子 10g，旱莲草 10g，水牛角 6g，龟甲胶 5g（烊化），鹿角胶 5g（烊化），天竺黄 6g，节菖蒲 6g，钩藤 3g，天麻 6g，远志 10g，肉苁蓉 10g，丹皮 6g，泽泻 10g，焦三仙各 6g，白芍 10g，生龙骨 10g（先煎），炙甘草 6g，生姜 10g，大枣 10g。水煎服。

牛黄定痫散：牛黄 6g，天竺黄 20g，钩藤 10g，天麻 20g，远志 20g，节菖蒲 20g，羚羊角 10g，白芍 10g，甘草 10g，共为细末，每次服 3g，每日 2 次。

8 月 8 日：家人代述，服药 7 剂，症状减轻，仍宗原意。处方如下：

生熟地各 10g，山萸肉 12g，山药 12g，茯神 10g，石决明 15g（先煎），枸杞子 15g，菟丝子 12g，女贞子 10g，旱莲草 10g，珍珠母 15g（先煎），水牛角 6g，龟甲胶 5g（烊化），鹿角胶 5g（烊化），天竺黄 6g，绞股蓝 12g，节菖蒲 6g，钩藤 3g，天麻 6g，肉苁蓉 10g，炒枣仁 15g，丹皮 6g，泽泻 10g，柏子仁 10g，焦三仙各 6g，桂枝 6g，白芍 10g，生牡蛎 10g（先煎），益智仁 10g，蝉衣 10g，土元 10g，竹茹 10g，远志 10g，炙甘草 6g，生姜 10g，大枣 10g，每日 1 剂，水煎服。

9 月 5 日：家人代述，治疗 1 个月，诸症若失，原方继续治疗。

10 月 21 日：家人欣然相告，近 1 周来，未发痫疭。予以牛黄定痫散以善后。

按语：小儿脏腑娇嫩，形气未充，肾气未固，阴常不足，故有"稚阴未充""稚阳未长"之论。阴不足，可致风动，而发痫疭。本案患者即属此证，故予六味地黄汤滋补肝肾以育阴息风。孔圣枕中丹，出自《千金方》，药由龟甲、龙骨、远志、菖蒲组成，具平肝息风、宁心定搐之效。方加鹿角胶，"禀纯阳之质，含生发之机"；龟甲滋阴益肾，荣任养冲。对此，李士材云："鹿得天地之阳气最全，善通督脉；龟得天地之阴气最厚，善通任脉。"故鹿角胶与龟甲胶同用，具调阴阳、和气血、补督荣任之功，又有维系奇经之用。《医宗备要》云："阳跷为病，阴缓而阳急；阴跷为病，癫痫瘛疭。"对瘛疭、搐搦之症，二胶乃为主用之药。它如蝉衣、水牛角等药，亦平肝息风定搐之味。辅以牛黄定瘛散，可涤热、息风、化痰、镇惊。

60. 口疮

柴胡清肝汤证案

姜某，女，4 岁。1991 年 2 月 19 日初诊。

其母代诉：十余天前患儿表现躁动不安，发热寒战，头痛咽痛，哭啼拒食。两天后口腔内唇、舌黏膜多处红肿，继而出现针头大小、壁薄透明小疱，或散或簇。查部分疱疹破裂，有的留有浅表溃疡，淋巴结肿大，舌质稍红，苔黄白相兼，指纹风关红赤。

辨证：肝胆火炽，上扰清窍。

治法：滋肾清肝，佐以燥湿解毒，活血通络。

方药：柴胡清肝汤加味。

柴胡 6g，生地 10g，连翘 6g，牛蒡子 6g，生栀子 6g，黄芩 3g，黄连 3g，黄柏 3g，苍术 6g，花粉 3g，当归 3g，川芎 3g，赤芍 3g，地骨皮 3g，丹皮 3g，龙胆草 3g，防风 3g，生甘草 3g。3 剂，水煎温服。

3 日后复诊，诸症悉减，已能进食。上方去防风，予 6 剂续服。在颈部淋巴结肿大处，以水研六神丸敷之。1 周后其母欣然相告，患儿口疮已愈，嘱服小柴胡冲剂，以资善后。

按语：本案之小儿疱疹性口腔炎，属中医口疮范畴。药用《医宗金鉴》之柴胡清肝汤（柴胡、黄芩、生地、当归、川芎、赤芍、连翘、牛蒡子、生栀子、花粉、防风、生甘草）治之。加龙胆草、黄连、黄柏，则肝胆之火得清，湿热之邪得除；方寓四物汤合地骨皮、丹皮，可清营凉血；花粉、牛蒡子，可解毒消肿。故本方为清热泻火解毒之剂。

日人栗田吉荣用此方治口腔炎，并云对口腔念珠菌感染具有满意的效果。

61. 食积

益胃升阳汤证案

路某，男，8岁。1990年5月初诊。

患儿近三四个月来，每晚饭后即腹胀，曾去多家医院检查无异常发现，服诸多西药亦无疗效，且病情日益增剧，有时腹胀甚不能寐，须其母抚摩其腹方能入睡。患儿精神不振，面色萎黄，舌淡红，苔黄而厚，脉细弱。

辨证：脾胃虚弱，胃失和降。

治法：升阳益胃，健脾消食，散郁导滞。

方药：益胃升阳汤加味。

柴胡6g，黄芩6g，黄芪9g，人参3g，陈皮9g，白术6g，当归3g，升麻1.5g，神曲9g，炙甘草3g，鸡内金9g，槟榔6g，木香6g。每日1剂，水煎，去渣再煎，温服。

服药6剂，病愈。教其母捏脊、拿肚角、运中脘法，以善其后。

按语：益胃升阳汤出自《寿世保元》，由补中益气汤加神曲、黄芩而成，适用于"食罢烦心，饮食减少，人形瘦弱"之候。并云："先补胃气以助生发之气，故曰阳生阴长，诸甘药为之务先也。甘能生血，阳生阴长之理。人生以谷气为宝，故先理胃为要。"《素问·平人气象论》云："人无胃气曰逆，逆者死。"又云："人以水谷为本，故人绝水谷则死，脉无胃气亦死。"由此可见，历代先贤反复强调人"以胃气为本"。本案患儿形神均不足，食后即腹胀，此胃气不足，受纳腐熟之功弱也，故须"先补胃气以助生发之气"，以成"阳生阴长"之效，宜"先理胃为要"，法当"益胃升阳"，以促胃气生发，而"阳生阴长"。故予以益胃升阳汤加减。方中参、术、芪健脾和胃，则运化有司；神曲、内金、槟榔消食化滞；柴胡、升麻佐参、术、芪益气升阳；陈皮理气，当归补血，黄芩佐柴胡散郁消火，以除无形之郁热。诸药合用，脾气得健，胃气得益，清阳得升，郁滞得解，而病臻痊愈。